中川成章

著者

U0095362

证治摘要

皇汉医学系列丛书

主编 刘 星

山西出版传媒集团
山西科学技术出版社

总　序

中医学历史悠久，源远流长，影响深远，最有代表性的是对日本的影响。

日本把中医叫作汉医，日本研究中国医学的学者，更是称中医学为皇汉医学。

日本自隋唐与中国相通以来，所习之医皆神农以来之学说。因《内经》《难经》之书名，始见于《汉书·艺文志》，而张仲景又为汉代人，中医界十分重视《伤寒论》一书，所以称中医为汉医。千百年来，日本汉医名家林立，著作之可传者指不胜屈，而所藏中国医书之佚本、绝本尤多（萧龙友语）。

20世纪初，西医东渐，对中医的发展造成一定的威胁。在日本，汉医同样受到了冷落。但是，日本学者很快就发现，西医之治疗有时收效尚不如汉医之捷而灵、稳而当。于是，倡导皇汉医学者遵承丹波元坚等名家所辑之书、所习之学，立社演讲，从而光大之，而这些著作也随即风行一时。世界书局根据这一情况，邀请陈存仁先生编辑《皇汉医学丛书》。陈存仁先生经过数年努力，从在日本搜集到的数百种中医著作中，选择最有价值的书籍，编辑为《皇汉医学丛书》。其中包括总类 8 种，有《内经》《难经》等医经注释及考证、传略、目录等著作；内科学 19 种，主要为《伤寒论》《金匮要略》《温病条辨》等典籍文献的研究、注解；外科学 1 种；女科学 3 种；儿科学 3 种；眼科学 1 种；花柳科学（性传播疾病）1 种；针灸学 4 种；治疗学 1 种；诊断学 1 种；方剂学 10 种，含名方、验方、家藏方、方剂词典、古方分量考等内容；医案医话类 11 种；药物学 8 种；论文集 1 种，汇集了 20 世纪初日本汉医研究的精华。有些文献内容在国内已经失传，日本反而保存无恙，如接骨学，国内医籍仅见于《证治准绳》《医宗金鉴》中，日本却有其专辑，并附有图谱，手术姿势无不详备，接骨的方药也为不经见之家传方剂。又如，腹诊之术，国内已完全失传，而日本汉医书籍中有之；生产、手术、探宫、通溺，日本也能祖述中医之方法；眼科则打破五轮八廓之妄，针灸科则改定经穴取七十穴而活用之（陈存仁语）。编辑这套丛书的目的，"其意不独欲介绍日本之新旧学说，且将使读者对比互勘，于医学有深切认识与辨别"（徐相任语）。陈存仁先生认为，这些图书中"日本多记氏谨严之逻辑，丹波氏诠释，东洞氏自立一派，汤本氏独抒卓见，宫献氏研究精密，冈西氏征引博洽，以及久保氏之科学见地，岩崎氏之治学功夫，并足称述，可为则例。其所撰著，必有足以启导吾人研究之方法与趣味者"。

汉医与中医一脉相承，在我们继承和发掘中医前辈们的学术经验时，日本的前贤同样是我们应该认真学习的榜样。他们确实在中医学术上有着踏踏实实的学问，他们的很多著作至今仍然对中医的发展产生着积极影响，具有极高的参考价值。这些著作的作者在国内的知名度相当高，可以说是家喻户晓，比如丹波元简、丹波元坚、丹波元胤、山田宗俊、吉益为则、长尾藻城等。

《皇汉医学丛书》不仅给我们提供一条了解日本汉医学的途径，也为我们学好中医、运用好中医理法方药提供了一批重要的海外中医参考文献。

本套丛书于 1936 年至 1937 年陆续刊行后，人民卫生出版社曾于 20 世纪 50 年代出版过单行本。此后直至 1993 年才再经上海中医学院（现名上海中医药大学）出版社重刊。目前，全套丛书市面上已经找不到，读者要一睹丛书全貌极为艰难。为了满足广大读者的需要，为了适应现代人读书的习惯，我们组织中国中医科学院、广西中医药大学、山西中医药大学等单位众多专家和研究人员，用了 6 年多的时间，对原丛书进行了全面点校，将原来繁体字、异体字的竖排本改为规范的简化字横排本予以出版，并对疑难字词添加了注释，希望能得到广大读者的喜爱。

最后，希望本书的出版对于中医的发展能有所启迪，并希望有识之士对书中不妥之处提出宝贵的意见，以使本书更加完善。

凡　例

一、《皇汉医学丛书》自 1936 年上海世界书局出版以来，深受读者喜爱，其中的许多著作已经成为中医界重要的参考书或工具书。

二、原版《皇汉医学丛书》由于文字为繁体及异体字、竖排，无现代标点，给现代人阅读带来了很多困难。简体点校版为规范简体、横排、加现代标点，所以读者阅读起来会轻松很多。

三、丛书中引用的前人作品名称及前人名称，没有统一的说法，如《灵枢·小针解》《灵·小针解》《小针解》及《阴阳应象大论》《阴阳应象》等，为了尽量保持丛书原貌，新版丛书没有进行统一。

四、原丛书中"左""右"二字，改为横排后，根据语义改为"上""下"等。

五、原丛书中"按语""案语"混用，现统一使用"按语"，如坚按、简按。

六、原丛书中的缺字用"□"表示，如果通过查阅资料，已补入缺字，则将"□"去掉。

七、对于原丛书中不符合现代人阅读习惯的词语，尽量改为符合现代人阅读习惯的词语。如丸药的"丸"，原丛书中经常写作"圆"。在不影响原书语意的情况下，丛书统一改为"丸"。如，将"补中益气圆"改为"补中益气丸"，将"乌梅圆"改为"乌梅丸"等。

八、穴位名称统一改为国内使用的名称。如，大渊，改为太渊；大溪，改为太溪；太钟，改为大钟等。

九、原丛书在引用他书内容时，可能出现与所引用的著作文字有出入的情况，简体点校版经核对后会改正，有些通过注释的方式加以说明。

提　要

　　本书的作者中川成章为名医东洞翁的高足。中川成章出身于中医世家，自小便博览群书，常于诊病之暇采撷古今名方。凡是发明张仲景之精髓的名方及家传秘方，验之于临床确有疗效者，悉皆摘录，并编辑成册，名为《证治摘要》。

　　本书共分上、下两卷，详细介绍了 50 多种常见病的临床有效方剂及针灸配方，对于临床工作者有执简御繁的启迪作用。

序

　　盖《伤寒论》虽缺乎，疾医之道，粲然具在焉。且征越人之传，道之明也，炳犹日星矣。盖张机没，莫传其法者。而晋有王医令者，虽为之羽翼，蛇足其说，鹘突其论。降迨六朝，兵风扇动之际，虽有雷敩、僧深之辈，皆唱妄张异，诡诙无稽，愈出愈乱，然靡有正其非者。而唐、而宋元之诸家，说虽有径庭，辟之盲子辨黑白，似其中偶然耳。独至明又可，差异头角，而自负新规，勃窣理窟之务，犹尚出彼绳也，未矣，均是敩、深之徒。于是乎疾医之法，觚不觚，而斯道大变。呜呼！更冕旒为毡帽之兆欤？悲夫！我神祖自归放牛马来，升平阜昌，文运所殖，有艮山子出，艾荆棘，辟古道。然而蓬之心，未全除也。东洞翁继兴，异撰破围，出类溯古，豪俊卓见，烛于彼日没之国迷暗之医，复明越人之术于我日出之邦，于是著《方极》诸书也。四方负笈者，靡然向风矣。余曰窥门墙者，仰其巍巍耳。欲观文物之美，周旋之仪，非摄齐则不能焉。吁！风木不停，翁既逝矣，其唯《方极》

乎？而文宗简易，辞多省略，是以肤浅之徒，骤难通晓也。顷中川先生，执刀之暇，不拘方之今古，视其可者，采采掇捋，鸠成斯篇。夫欲济河海求舟，然无乘快风不驶也。欲返越裳向南，然非得指南不到也。然则此举也，翁之快风，而机之指南也。或曰：机云随证治之，然则谓之指南犹可也。翁曰：多昧者可疑。如此余未信矣，恶恶知之。夫翁之教，即机之道也，其唯《伤寒论》乎。欲通《伤寒论》，必始于《方极》。然学不师古，手未染此者，安达其意耶。一旦对病，心与目达，亦盲子辨色耳。夫欲入室者先升堂，而阶之自。欲追迹于张氏，自此升哉，乃先生之力，岂不多耶。此唯学绪余已。虽然，颇见其志焉。

文久壬戌黄钟月云窗金谦撰

凡 例

一、本文称《医言》者，香川氏所著《行余医言》也。《说约》，《医事说约》也。

二、《一贯》，和田氏所著《百疢一贯》也。《纪闻》，即《方舆纪闻》也。

三、《秘录》，华冈之门人本间氏所著《疡科秘录》也。

四、《小言》，南阳所著《医事小言》也。

五、虽后世医书，活用古方自有经验者取之，所以见古方之妙也。

六、夫后世之医书，虽大义粗乖。然宋元以降，医书之伙，又安可谓无半策片简之可取乎？其不虚语者取之，学者察诸。

七、予弱龄受业于东郭子之门人，施治者十余年矣。而立后，来江户，入䌹斋中川先生门，遂为养子。中川氏者，东洞翁之徒也，或曰和田氏者，东洞家除籍人也，不知然否。然有其言深切可取者，故往往记之。

八、享保以降，医风一变，东垣、丹溪之流颇废焉。曰杂方家、曰古方家、曰兰方家、杂方家者，以半强之古方、半弱之后世方施治焉，和田氏之流而已，此辈极多矣。各病门之后，载《方舆》之方以备参考。

九、东洞先生，不取病名与病因。然自汉以前相传之病名，有不取之则不便者，特假以载药方耳。凡病宜随症治之，后学勿拘泥于病名误治焉。

十、本文中，往往有称本书者，即《证治秘诀》也，予家藏之。

目　录

麻黄附子细辛汤　麻黄附子甘草汤

阴证初发，以此二汤，微汗之。若阴阳疑似之证，则先用麻黄汤。服后不微汗，但恶寒者，宜撰用此二汤。微汗后，变证之治法，详于本论。

按：《外台秘要》疗大行病及温病一二日者，用麻黄、石膏、葛根等，厚覆取汗，以当知吴又可之非。

《千金方》云："伤寒，雅士之辞。"云："天行温疫，是田舍间号耳。"《肘后方》云："贵胜雅言，总呼伤寒，世俗因号为时行。"《外台》"许仁则论天行病"云："此病，方家呼为伤寒。"《伤寒论集成》云："王叔和以冬时者为伤寒，以他时者为时行寒疫，大非古义也。盖疫即伤寒，伤寒即疫。其谓之疫，取诸役役不住。其谓之伤寒，取诸所感之源。"下略。按：《瘟疫论》"邪在膜原"之说，如捕风捉影，妄诞附会，迷后人，不可从矣。

伤　风

《本事方》云："今伤风，古谓之中风。"按：后世又谓之感冒。

桂枝汤

太阳病，头痛发热，汗出恶风者。

桂枝加葛根汤

太阳病，项背强几几，反汗出恶风者。

桂枝加厚朴杏子汤

桂枝汤证，而胸满微喘者。

葛根汤

太阳病，项背强几几，无汗恶风者。

桂枝麻黄各半汤

桂枝汤、麻黄汤，二方证相合者。

桂枝二麻黄一汤

桂枝汤证多，麻黄汤证少者。

桂枝二越婢一汤

桂枝汤证多，越婢汤证少者。

柴胡桂枝汤

小柴胡汤、桂枝汤，二方证相合者。

小柴胡汤

胸胁苦满，或寒热往来，或呕者。

柴胡姜桂汤

小柴胡汤证而不呕不痞，上冲而渴，腹中有动者。

小柴胡加桂枝汤

小柴胡汤证而上冲者。

小青龙汤 或加石膏

咳喘上冲，头痛发热恶风，干呕者。

瘟 附：斑疹

大青龙汤

葛根汤加石膏或桔梗。小柴胡加石膏汤。大柴胡汤或加芒硝、石膏。蜞针。表里俱解，肿不消者，日以水蛭八九枚，令吮肿上。

白虎汤

治发斑口燥，烦躁而渴者。应钟散。

按：丹溪，耳下颐颔肿为虾蟆瘟；回春，头顶肿起，曰大头瘟。正宗合二症，名时毒，曰："夫时毒者，天行时气之病也。初起与风寒相类，唯头面耳项，发肿为真。"云云。初用大青龙而发汗，后小柴胡加石膏汤，施蜞针，十二三日而愈。偶有脓溃者，宜从外治之法。发斑初发，葛根汤；热剧者，大青龙汤；烦躁而渴者，白虎汤或兼用犀角。后藤、香川二翁治时毒，初用七味败毒散（十味败毒去人参、前胡、独活）；和田氏疗时毒内陷，咽喉肿痛者，用桔梗汤或凉膈加石膏汤。《方舆》载六物败毒散及连翘汤、牛蒡芩连汤。

中　寒

附子理中汤

治五脏中寒，口噤，四肢强直，失音不语。昔有武士守边，大雪出帐外观瞻，忽然晕倒。时林继作随行，医宦灌以此药两剂遂醒。

干姜附子汤

治中寒卒然晕倒，或吐逆涎沫，状如暗风，手脚挛搐，口噤，四肢厥冷，或复燥热。《三因方》只载此二方。中寒病门，盖始于此。

中寒之证，由平素体气虚弱，冬月出外，一时为严寒所中，则口噤失音，遍体拘急，四肢厥冷，畏寒腹痛，脉息沉微，昏沉不知人事者，宜急用热酒入生姜汁和而灌之，候少苏醒，然用姜酒，脉出者生，不出者死。灸法：神阙、丹田、关元，用艾火，各灸三七壮。手足暖，脉至，知人事，汗出即生。如无汗，手足不暖，不省人事者，死。《危证简便》。

谦斋曰：中寒者，后世所谓伤寒直中阴证也，有持亦云。

按：《病源》《千金》及《翼》《外台》《圣济》皆无中寒病门，至宋末始立一病门。予意中寒者，冻死之轻者也。艮山翁云："中寒者，冻病也。"栎窗先

白头翁加甘草阿胶汤

热利下重，带脓血者，产后下利虚极。《金匮》。按：产后痢妙。

黄连汤　半夏泻心汤

热解痢减，心下痞，或痞硬，食不进者，宜撰用此二方。

六物黄芩汤　桂枝人参汤　真武汤

痢，阴证或遗屎者。

桂枝加芍药大黄汤

大实痛者。

小建中汤　桃花汤　赤石脂禹余粮汤　禹余粮丸 家方

治久痢久泻，无热，无后重，用附子不止，灸腹不愈，饮汤直下，食粥直下，日羸瘦向死者。

禹余粮、赤石脂各五分，阿片小豆粒许，津轻上品。

上三味糊丸，一剂二度白汤下，即愈。起死回生，累用累验。勿多服，多服则发呕吐。

黄连阿胶汤

久痢，心下悸而烦，不得眠，便脓血者。

大黄牡丹皮汤

脓血痢，下赤白如鱼脑者。

桃核承气汤

下紫黑色，腹痛后重异常者，瘀血也。《入门》。

鲫鱼鲙

痢五六日，腹痛不止者。承气丸。

紫丸

痢，腹痛甚者。

奥村翁云："痢疾久不愈者，肠中里面、外皮烂，而下赤白如鱼脑，用大黄牡丹汤或薏苡附子败酱散等则速愈，此效肠痈之治法者也。"和田氏赞之曰："卓见也。"按：和田氏，实候而下如鱼脑者，用牡丹汤。虚候者，用千金驻车汤，其方：黄连六两，当归、阿胶各三两，干姜二两。上四味煎服。凡此二方及上之诸方，皆痛在脐以上。只桃花汤及禹余粮汤、禹余粮丸者，痛少少在小腹者也。痛在脐以上者，禁用止涩之药。常识此勿误。《入门》云："凡痢下如竹筒或如屋漏水，尘腐色，气短呃逆者，不治。或纯下血，小便不通，唇红，下后身热，脉弦洪者，俱不治。"又云："无积不成痢也。"我邦之先辈说痢病因者，多端外邪挟宿食为得。痢脉，细数者凶。痢脉，沉实为吉候。痢初发，不忌脉浮数。数日后，见浮数者，凶。脉大者，邪气进也。脉迟或沉者，不日下利止也。腹痛始终不止者，恶候。下重无附子症。古人赤属热、白属寒之说，难信。赤白俱有下重者，皆热也。脓血利者，赤痢、白痢是也。痢，舌纯红者，恶症也。舌红如无皮状，有渴者，恶症也，或真武汤症，亦有此舌候。痢七八日，不问阴阳，灸足三里则痢减者也。痢，冷服莱菔汁，妙。治痢，煎汤中加莱菔汁亦佳。谦斋云："予有一得：疗痢，脉实者，不拘证为实，宜疏涤。脉虚者，不论证，可为虚。"肠澼下脓血，脉沉小细，安静者，生；洪大数，身热者，死。《脉经》。疗纯下白如鼻涕者方《肘后》，灸脐下一寸，五十壮良。《说约》灸法，素有宿症，恶药气者，或腰力罢者，宜灸中脘、天枢、腰眼，自十一至十六，兼治痼痢不了了者。血痢用胶艾四物加厚朴。《众方规矩》。按：和田氏噤口痢，用参连汤，参、连各等分也。休息痢，用子和无忧散。奥村氏试效也云。兰医云赤白痢，不用下剂，白痢最禁之云。牛山云："老人小儿痢八九十行者，必死也。"和田氏云："小儿痢疾，至百行者，宜先与如神丸。不然，暴脱者也。"又云："痢，数日之后发热者，多死也。"按：如神阿片丸也。艮山翁亦用。《方舆》载桂枝汤及河间芍药汤、四逆散、参连汤、柏皮汤、千金驻车丸、钱氏白术散、无忧散、当归汤。

泄　泻

葛根汤　桂枝汤

泄泻有表证者，宜撰用此二方，或加术、茯苓。

五苓散

治伤暑身热，口干烦渴，心神恍惚，小便赤涩，大便泄泻者。《回春》。

按：水泻，加滑石效。

猪苓汤

少阴病，下利六七日，咳而呕、渴，心烦不得眠者。

生姜泻心汤

心下痞硬，干噫食臭，胁下有水气，腹中雷鸣，下利者。

甘草泻心汤

下利日数十行，谷不和，腹中雷鸣，心下痞硬而满。按：此汤证，以雷鸣为准。若无雷鸣，谷不和下利者，四逆等之所主也。

桂枝人参汤

利下，心下痞硬，表里不解者。

人参汤

前方证，而无表证者。

四逆汤

下利清谷者。

真武汤　白通汤

少阴病，下利脉微者。

赤石脂禹余粮汤

医以理中与之，利益甚。理中者，理中焦。此利在下焦，禹余粮丸。家方，见痢。当归四逆加吴茱萸生姜汤。泄泻因疝者。予屡患疝泻，辍食，食鲤鱼脍二碗，即愈。

沼氏云：五更泻，八味丸有效。泄泻，灸十一二三四腰眼。《病因考》。

古云：泄而腹胀，脉弦者死。《三因方》云："古方，泄利与滞下共为一门。《千金》又以宿食不消在热痢类。门类混滥，后学难明，不可甄别也。"泄泻病门始于此。按：泄泻久不愈者，宜每日饲食鸡肉，大效，鲤鱼亦效。"谦斋云：泄泻有用下剂，宜详腹诊。腹底有块者，可下之。"《方舆》载桂枝加术汤、四逆散、钱氏白术散、紫散、高良姜汤、调中汤。

沼田侯留务加川太平妻，患泄泻半年。其症微热，微渴，昼夜十一二行。清川氏疗之，三月不治。高井氏疗之，三月不治。请予。予到则妻曰："二医食禁甚严，不肉食半年。食不进，羸瘦如此。"予答曰："草根、木皮有治病者，则禽兽、鱼虫亦岂莫治病者？悉禁之者，不学之甚者耳。鱼、鸟治泄泻者，鸡肉、鲤鱼、鲫鱼等也，内入此中何嗜？"答曰："鸡肉也。"即与猪苓汤兼赤石脂禹余粮汤。三食之间，亦令饵食鸡肉与卵。二十日许半愈，一月而痊愈。

伤 食 宿食

瓜蒂散

宿食在上脘，当吐之。

大承气汤

腹满甚者。论曰：脉数而滑者，实也。此有宿食，下之愈。病腹中满痛者，此为实也，当下之。

小承气汤 走马汤 备急丸 盐汤探而吐之。张介宾。

桂枝加芍药汤 桂枝加芍药大黄汤 橘皮大黄朴硝汤

一切鱼腥食伤宜此汤。

吴茱萸汤 理中加附子汤

吴昆曰："中焦痛甚，脉沉迟者。"

四逆汤

治吐、下而汗出，小便复利。或下利清谷，里寒外热，脉微欲绝。或发热恶寒，四肢拘急，手足厥方。《千金》霍乱门。

疗菌毒方《千金》

掘地作坎，以水沃中，搅令浊，名地浆，饮之。

解河豚毒

一时仓促无药，急以清麻油，多灌取吐出毒物，即愈。

独啸庵云："中河豚鱼毒者，少觉懊恼，须直探吐，急服蓝汁一盏。若人粪少许，若瓜蒂末一钱。须臾吐尽，则十治八九。"

一书云："河豚鱼毒，用砂糖有效。"

宿食不吐、不利，腹痛甚者，多灸上脘、中脘、天枢，吐利为度。若吐、泻后，痛不止者，概属疝瘕，宜灸天枢及十一至十四。《方舆》。干霍乱用走马汤等，不吐、下者多死。令多饮酒，至醉有效。和田氏。伤食之症，胸膈痞塞，吐逆咽酸，噫败卵臭，畏食头痛，发热恶寒，病似伤寒，但身不痛，为异也。《要诀》。菌毒宜先用地浆水。和田氏。《方舆》载桂枝藿香汤及平胃散、养脾汤。

呕吐、反胃、膈噎①

小半夏汤

诸呕吐，谷不得下者。《方极》云："治吐而不渴者。"

小半夏加茯苓汤　大半夏汤

胃反呕吐者。《外台》云："治呕，心下痞硬。"

半夏泻心汤

呕而肠鸣，心下痞者。

生姜泻心汤

心下痞硬，干噫食臭，胁下有水气，腹中雷鸣，下利者。

旋覆花代赭石汤

心下痞硬，噫气不除者。

吴茱萸汤

食谷欲呕者，呕而胸满者。《纪闻》云："大小半夏者，常呕也。"此汤食则呕也。又，呕吐有嘈杂者，用此。

---

① 膈噎：即噎膈。

甘草干姜汤

烦躁吐逆者。《纪闻》云："无烦躁亦可用。呕吐苦味之药，不应者，或宜此汤。"

大黄甘草汤

食已即吐者。《方极》云："治大便秘闭急迫者。"

猪苓散

呕吐而病在膈上，后思水者解，急与之思水者。恶阻并产后呕逆大效。和田氏。

五苓散

渴欲饮水，水入则吐者，名曰水逆。

茯苓泽泻汤

胃反吐而渴，欲饮水者。

附子粳米汤 主治见腹痛

《纪闻》云："此汤，腹痛为准。"

甘遂半夏汤 主治见饮门

心下坚满为准，反胃、呕吐俱用。《纪闻》。

小柴胡汤

因腹候用之。

真武汤

水气为准，与甘遂半夏汤及姑洗丸。相反，腹濡弱，脉沉细，又有搏击见紧状者，脉与证不相应者，为虚候也。反胃及澼囊，亦有用之。《纪闻》。

橘皮汤

干呕哕，若手足厥者。和田氏云："霍乱，呕吐不止，用四逆辈不治，急用此汤得效。"

生姜半夏汤

胸中似喘不喘，似呕不呕，似哕不哕，彻心中，愦愦然无奈者。有持云："此汤主治，要之恶心之症耳。"《素问》《伤寒》《金匮》无"恶心"字，盖仲景后之病名也。按：《肘后方》有"恶心"字。

桃核承气汤

膈噎瘀血者。膈噎因瘀血者，十中八九。因饮者，二三也，故有用桃核承气或干漆丸等，吐血而治者。《纪闻》。

湿漆丸　姑洗丸　夹钟丸　紫丸　乌梅丸仲景

治反胃。雉间子炳之说。

七宝丸

治反胃。

化毒丸

治反胃。《一贯》。古云："呕家圣药是生姜。"《千金》之说信矣。然气逆作呕，生姜散之；痰与水作呕，半夏逐之；呕有热有寒，生姜于寒证最佳；若遇热呕，

《入门》云："四肢浮肿，皮肉赤纹，名曰血分。"《医林》温白丸，方后血肿，其人有赤黑紫文，用桃仁、红花、赤豆、苏木，煎汤下。按：水肿秘结者，兼用承气丸及仲吕丸、狨宾丸。疮疥内攻肿满者，麻黄连轺赤小豆汤。剧者，兼用紫丸。实肿，兼赤小豆药。虚肿，兼鲤鱼汤。虚肿，右侧卧则直右多肿，左侧卧则直左多肿者，必死矣。劳病并诸病后，瘦极而后肿者，必不治。和田氏云："水肿，有如拳者在心下，名水结，不治症也。纵一旦得治，亦再发而死。"《医林》水肿门，有轻粉丸、巴豆丸。《方舆》载单香薷汤及郁李仁汤、紫苏子汤、麻子汤、麻子小豆汤、连翘汤、赤小豆汤、防己散、琥珀汤、瓜子仁汤、实脾饮。

鼓　　胀 腹满

厚朴七物汤

腹满发热十日，脉浮而数，饮食如故。主腹满气胀方。《千金》。

厚朴三物汤

痛而闭者。

栀子厚朴汤

心烦腹满，卧起不安者。《广义》云："心烦，当作虚烦看；腹满，亦非实满。"

厚朴生姜半夏甘草人参汤

发汗后，腹胀满者此亦虚满也。

大承气汤

腹满不减，减不足言，当下之。

大柴胡汤

按之心下满痛者，此为实也，当下之。

大黄甘遂汤

妇人少腹满如敦状，小便微难而不渴，生后者，此为水与血俱结在血室也。

抵当汤见经闭

大黄牡丹汤

鼓胀因瘀血者。按：《方舆》载瓜子仁汤，牡丹汤去硝、黄，加薏苡汤也。其主治云："治瘀血致腹满鼓胀者。"又云："腹胀有块，按之痛不移处，口不恶食，小便自利，大便黑，面黄，手掌赤纹，肌肤甲错，有此等之候者，决为血症也，宜择用下瘀血药。"

甘遂半夏汤见痰饮

人参汤加附子

腹平满，大便滑者。

赤小豆药　仲吕丸　七宝丸　紫丸　鼓胀灸

法《栗山孝庵传》

先以味噌，填满神阙。别取土器，锥凿小孔于其心，以安脐上。熟艾一钱，分为三炷，灸于孔上，令火气通脐。味噌甚厚，则火气不通；甚薄则灸后脐烂。火气微通为度，彻之。一日三回，尽一钱艾也。灸前须以绳度腹围。病深者，灸后七日，腹减五分，以为验焉。至轻者，则得遽减三寸。二便随多，或下如赤小豆汁者。腹满渐减，六七十日外痊愈。按：此灸法原出《外台》及《景岳全书》，阴证最有效云。

鸡矢醴《医林》

治鼓胀。雄鸡矢腊月内收取，晒干，川芎各研末，各一两。上酒煮，面糊丸，梧子大。每服五十丸，温酒下。

一方同

治鼓胀，身干黑瘦，多渴烦闷。马鞭草细锉曝干，勿令见火，以酒或水煎，至味出，去渣温服。六月采用。

皂荚主腹胀满，胸腹胀满，煨研丸服，取利甚妙。《本草》。

《金匮》曰："病者腹满，按之不痛，为虚。痛者为实，可下之。"蓄血成胀，腹上青紫筋见，或手足有红缕赤痕，小水利，大便黑，《金匮》下瘀血汤或抵当丸。《医通》。

古云："鼓胀，臂细，脐凸，手足心及背平满，青筋绕腹，皆不治。"手足羸瘦，腹膨胀者，名蜘蛛蛊，不治。脉浮大者生，虚小危急。按：《本草》云："水银治积滞鼓胀，宜用七宝丸。"大抵胀满，腹高胀者，宜下剂。腹平满者，有可附子者，兼灸。或一医云："胀满初发，用大黄甘遂汤，有效。"又云："初起用生漆丸，身体生痒发疹后，可用桃核牡丹汤等，或有愈者。"《病因考·鼓胀门》治方用熊胆，灸自九至十六。《方舆》载瓜子仁汤及分消汤、壮原汤。

黄　　疸

茵陈蒿汤

黄疸初起，宜用此汤。茵陈五苓散。

栀子柏皮汤

身黄发热者。

栀子大黄汤

酒黄疸，心中懊恼或热痛。

大黄硝石汤

黄疸腹满，小便不利而赤，自汗出，此为表和里实，当下之。

小柴胡汤

诸黄，腹痛而呕者。

大柴胡汤

前方证而剧者。《纪闻》。

小建中汤

男子黄，小便自利。心中悸而烦，或腹痛者主之。《纪闻》。

桂枝加黄芪汤

诸病黄家，但利其小便。假令脉浮，当以汗解之。黄疸有表证者，用之。《纪闻》。

麻黄醇酒汤

按：《本草纲目》"麻黄"条载此汤。方后云："顿服取小汗。"同书"黄疸门"云："麻黄，伤寒发黄表热，煎酒取汗。"由是考之，《金匮》脱"取汗"二字，宜补之。《三因》此汤主治云："脉浮紧者，以汗解之。"

红矾丸 家方

见黄胖。《纪闻》云："黄疸，心下痞坚者，兼用之。"

硝矾散

疗黄疸方 《千金》

取生小麦苗，捣绞取汁，饮六七合，昼夜三四饮。三四日便愈。无小麦苗，穬麦苗亦得。范注云："用小麦为胜也。"

四逆汤加茵陈《医垒》名茵陈四逆汤　**一物瓜蒂汤**
备急丸　大承气汤

以上三方，主急黄。《病源·急黄候》云："卒然发黄，心满气喘，命在顷刻，故云急黄也。"又云："得病，但发热心战者，是急黄也。"《外台》瓜蒂散主治云："急黄，心下坚硬，渴欲得水吃，气息喘粗，眼黄。"《圣济》瓜蒂散主治云："急黄，烦热口干。"《医林》急黄用巴豆丸。《圣济》治急黄，药品有瓜蒂、巴豆、硝、黄、犀角、石膏。按：《外台》许仁则疗急黄，始得大类天行病者，用麻黄剂取汗。

《金匮》云："额上黑，微汗出，手足中热，薄暮即发，膀胱急，小便自利，名曰女劳疸。腹如水状，不治。""疸而渴者，难治；疸而不渴者，其疸可治。""心中懊憹而热，不能食，时欲吐，名曰酒疸。""酒疸心中热，欲吐者，吐之愈。"按：瓜蒂证。"谷疸之为病，寒热不食，食即头眩，心胸不安，久久发黄。"按：茵陈汤证。五疸实热，脉必洪数，其或微涩，证属虚弱。丹溪曰："不必分五等，是温热，如盦曲相似。"五疸久久变黑者，皆难治。《医统》。大便利而渴者，死；小便利，不渴者，生。《医通》。按：黄疸腹中有块者、年过五十者，多难治。

黄　胖

茯苓饮加厚朴汤　**四苓散加橘皮汤**　**栀子厚朴汤** 腹满者。　**红矾丸** 家方

治黄疸、黄胖并婴孩疳气，好食生米、土、炭及下血家动悸甚者。茯苓饮去人参、生姜，加厚朴、黄连、绿矾。茯苓、术、橘皮、厚朴、黄连各八钱，绿矾烧为红，十钱，枳实六钱，枳实代甘草益佳。上七味为末，醋糊为丸，梧子大。每服七八十丸，白汤下。

身面黄白，浮肿，手足爪甲枯皱，短气，身体倦怠，目中淡白。此病以首认气急、爪反为第一证诀，即是黄胖也。《行余医言》。此病好食生米、茶叶之类。又云："肿及四肢者、肿及腹者、饮食减少者，皆难治。"又云："黄肿，多因虫积、食积之为害也。"《玉案》。按：黄胖，一名黄肿，久不愈则下血，虚里动悸甚，地黄剂无效，红矾丸多服，大效。久年不愈而肿，则可从水肿之治法，难治。《方舆》载《外台》半夏汤及平胃散。

癥、瘕、疝

苓桂甘枣汤

脐下悸者，欲作奔豚。按：腹痛冲胸者，累用累验。

桂枝加桂汤

气从少腹上冲心者。按：世俗所谓"佐志古美者"，有效。

茯苓甘草汤

厥而心下悸者。心下悸，上冲而呕者。《方极》。

苓桂术甘汤

心下逆满，气上冲胸，起则头眩。

大黄黄连泻心汤

心烦，心下痞，按之濡者。

半夏泻心汤

心下满而不痛者，此为痞，此方主之。

黄连汤 见腹痛

按：心下痞，痛者，此汤。心下痞硬，不痛者，半夏泻心汤。

小柴胡汤　大柴胡汤　柴胡桂枝汤

治寒疝腹痛。《外台》。

柴胡姜桂汤　桂枝加芍药汤　桂枝加芍药生姜人参　小建中汤　大建中汤　大乌头煎

治寒疝绕脐，痛若发则自汗出，手足厥冷，脉沉紧者。

乌头桂枝汤

寒疝，腹中痛，逆冷，手足不仁，若身疼痛。灸、刺、诸药不能治。治寒疝，腹中绞痛，拘急不得转侧，发作有时。便人阴缩，手足厥逆。《外台》。按：腰腹引阴囊痛，脉弦紧者，效。

当归四逆加吴茱萸生姜汤

内有久寒者。治乌头桂枝汤证而缓者。又治阴癫。《方舆》。

大黄附子汤

胁下偏痛，发热，其脉紧弦者。

吴茱萸汤

痛从阴囊上冲胁下者。剧者，加乌头。

苓姜术甘汤

腰重冷者。

仲吕丸　夹钟丸　元生膏　蜞针　备急丸七宝丸　化毒丸

《行余医言》云："盖癥即积，积即癥，同一而非有异，又谓之癖。瘕即聚，聚即瘕，亦是同一而非有异，又谓之疝，又谓之疢。究竟癥瘕即积聚之异名耳。"同书《疝门》云："疝即聚，又即瘕。"又云："疝者，郁气之凝滞而为痛者也，多在少腹。"

张介宾曰："能大能小，能左能右，近胸胁而如臂如指，则谓之疢癖；下脐腹而为胀为急，则为之疝瘕。"《方舆》载《小品》牡蛎奔豚汤及《千金》泻脾汤。同书云："寒疝，附子粳米汤证而痛在心胸者，用《小品》蜀椒汤，附子粳米汤加蜀椒、干姜方也。"又，疝气用附子剂或当归四逆等而无效，腰不伸者，有用五苓散加茴香而奏效者。又同书，疝用禹功散及无忧散。又云："疝忌蒟蒻，愈后亦勿食。"按：凡治心腹痛及诸痛，诸方中有甘草，则勿减甘草分量，甘草少则无效。《灵枢·本脏篇》云："肾下则腰尻痛，不可以俯仰，为狐疝。"《圣济》云："疝气，脐腹疼痛，腰曲不伸。此症食时及二便、转侧之时，假人手甚为清扰之患。"予得妙法，摊元生膏于绵片，径四寸许，以贴于腰。日二次，发水泡则针而取水，复贴膏。二三日而能屈伸，坐卧复故。奇奇妙妙，屡试屡效。久年积聚疝，有脊骨突出或背肉隆起者，难治者也。治之法，内与对症方。秘结者，时时用丸散下之。外隆起上贴元生膏。六七日，糜烂处施蜞针，去恶血。复施元圣、蜞针如前。四五度，则无不愈矣。又，久年腹痛，有七宝化毒之证。日本桥第四街梁州店，老妪

— 42 —

年六十五，患疝，腰不得屈伸，众治无效。床头常置溲器，扶于人尿已三年。请予，即与当归四逆加茱萸生姜汤兼承气丸。而腰部贴元生膏，径四寸，日日取毒，七日而半愈，半月而全治。此症元生之功大。兰医某诘予曰："子能用发泡膏，兰书有发泡七方，子知其用法乎？"答曰："予所用者，汉方而芫荽一味也，非兰方也。"某曰："未闻汉有此方，其出何书乎？"答曰："《千金》《外台》《圣济》，皆有此方，子何不学之甚。"某闭口去。《方舆》载牡蛎奔豚汤及泻脾汤、柴胡鳖甲汤、宽中汤、当归大黄汤、《千金》吴茱萸汤、桂心汤、蜀椒汤、五苓加茴香汤、禹攻散、无忧散。一妇年四十，自每月经行六七日前，左少腹痛甚，呻吟声彻四邻。经行后六七日而痛渐止。每月廿日在病床，众治无效已十年。请予，予视其背，左腰肌肉仅隆起方三寸许，乃与当归四逆加吴茱萸生姜汤，兼甘遂丸。腰肉隆起处，贴大元生膏。廿日许而愈，后月不再发。此症元生之功大。横沙侯臣汤河氏妻也。

虫

乌梅丸

治蛔厥。

乌梅丸去附子汤

不可附子者。

鹧鸪①菜汤　一方

鹧鸪①菜二钱，忍冬一钱，桂枝二分，甘草、丁子各一分。上五味，渍水少时，去渣煮一两沸，顿服。或以水一合，煮取七勺，去渣冷服。

甘草粉蜜汤

蛔虫之为病，令人吐涎心痛，发作有时，毒药不止。

大建中汤

或加乌梅。

乌梅丸家方

乌梅、蜀椒、干姜各等分。上三味为末，糊丸，梧子大。每服四五十丸，白汤送下。

湿漆丸

作癫痫状者。《纪闻》。

紫丸　七宝丸

《灵枢》云："中热则胃中消谷，消谷则虫上下作。"《金匮》云："腹中痛，其脉当沉，若弦，反洪

---

①　鹧鸪：原书为"鹧鹕"。

大，故有蛔虫。"《病源》云："蛔虫长一尺，亦有长五六寸，其发动则腹中痛。去来上下，痛有休息，亦攻心痛。口喜吐涎及吐清水，贯伤心者则死。"《入门》云："凡虫症，眼眶耳下青黑，面色萎黄，脸上有几条血丝，如蟹爪分明，饮食不进，肌肉不生，沉重寒热。若不早治，相生不已，贯心杀人。"《医通》云："诸虫嗜食米、纸、茶叶、泥、炭之类。"又云："心腹中痛，上下往来，发作有休时，喜涎出者，虫也。"按："虫门"载《金匮》九痛丸。玄治翁云："小儿夜热者，虫也。"南阳云："唇色如涂朱，眉目间苍黄色者，为虫候。"东郭翁云："小儿头痛剧者，十中八九虫也。有时大食，有时不食者，时时卒倒者，手足难屈伸者，多虫症，皆宜鹧鸪菜汤。此汤症多脐傍有块。凡用此汤则止。夕飧，晡时临卧，平旦三服，七日用之而不下虫者，非此汤症也。"按：腹痛发作有时者，为虫候，用鹧鸪菜汤或粉蜜汤。而呕者，宜大建中加乌梅汤或乌梅丸去附子汤或兼家方乌梅丸。凡相杀虫诸药而虫难下者，兼用紫丸。粉，铅粉也，药肆称唐土者是也。家翁所著《粉辨》详论之。《方舆》载槟榔鹤虱散及奥村氏乌梅丸。

癫、痫、狂 健忘、惊悸、不寐

小柴胡汤　大柴胡汤　柴胡姜桂汤

此三方因腹候用之。健忘或用之。

柴胡龙骨牡蛎汤

胸满烦惊，小便不利，谵语者。

桂枝加龙骨牡蛎汤

腹中拘急，动悸剧者。

小建中汤

心中悸而烦者。

大黄黄连泻心汤

心烦心下痞，按之濡者。

泻心汤

心气不定，心下痞，按之濡者。或加朱砂、石膏。

黄连解毒汤

喜笑不止者。

白虎汤

狂、痫、烦渴者。

甘麦大枣汤

妇人脏躁，喜悲伤，欲哭，像如神灵所作，数

治阴痿

露蜂房，烧研酒服。此方出《本草》，本朝医考宗嗣经验。

治自汗盗汗

五倍子一钱、枯矾五分。上为末，用津唾调，填满脐中，以绢帛系缚一宿即止。又有龙骨、五倍子醋调贴脐方。

古云："阴虚生内热。"又曰："劳伤心肾而得之。心主血，肾主精，精竭血燥则劳疾生。"《明医杂著》云："午后发热，咳嗽盗汗，饮食少进，甚则痰涎带血，脉沉数，肌肉消瘦，此名劳①瘵，最重难治。"又曰："到脉细数，则难为矣。"《回春》云："虚劳不受补者、声哑者，生。眠疮者，发热不休，形体瘦者，不治。"《纪闻》云："疝，久不愈为虚劳状者，宜归姜羊肉汤。"然我邦无羊，代牛肉。恶牛肉之臭气者，当归建中汤。令饵食牛肉佳。《方舆·輗》云："女子十七八岁，经闭为劳状者，《金匮》大黄䗪虫丸有效，主治中'腹满'二字，眼目也。又有如此症，用鳖甲芒硝剂而痊愈者。"《方舆》劳病烦热者，用五蒸汤。干血劳，苦烦热者，用三物黄芩汤。又，用《本事方》鳖甲五味子地骨皮三味丸及朝鲜干牛丸、逍遥散。

---

① 劳：与"痨"通。

按：急劳之名，在《圣惠》及《圣济》，或谓之暴急劳疾。又云："与热劳相似，半月或一月死，人多不知也。"予所见者，月余而死。《圣惠》蛤蟆丸治急劳烦热。蛤蟆一枚，炙，胡黄连三分，麝香、龙脑各一钱。上糊丸。予弱龄治劳病，用轻粉丸。日一分，二三日恶症蜂起，不日而死。劳病忌峻药，慎之慎之。凡劳病内与对症方，宜饵食鳗鲡鱼，间有愈者。

肺痿、肺痈

桂枝去芍药加皂荚汤

治肺痿吐涎沫。

炙甘草汤

治肺痿涎唾多，心中温温液液者。

生姜甘草汤

治肺痿咳唾，涎沫不止，咽燥而渴。

甘草干姜汤

肺痿吐涎沫而不咳者。其人不渴，必遗尿，小便数，所以然者，以上虚不能制下故也，此为肺中冷，必眩，多涎唾。

《金匮》云："寸口脉数，其人咳，口中反有浊唾涎沫者，为肺痿。"《圣济·肺痿门》云："或欲咳不得咳，咳则出干沫，胸中隐隐痛者是也。"《回春》云："无脓者，肺痿也。"《外台·苏游传尸论》云："气急咳者，名曰肺痿。"《良方·劫劳散证治》云："劳嗽，寒热，盗汗，唾中有红线，名曰肺痿。"由是观之，肺痿者，为劳病一症可征。香川氏、丹波氏、南阳亦云。《本草》云："鲫鱼，肺痿咳血有效。"

桔梗汤

加薏苡尤效。咳而胸满，振寒脉数，咽干不渴，时出浊唾腥臭，久久吐脓如米粥者，为肺痈，桔梗汤主之。《千金》作桔梗三两，今从之。子和依此方，加薏苡、糯米。《正宗》依此方，加贝母、紫菀、杏仁，名四顺散。

桔梗白散

主治同桔梗汤、苇茎汤。咳有微热，烦满，胸中甲错，是为肺痈。

葶苈大枣泻肺汤

肺痈，喘不得卧。

犀角

鲤鱼脍《正宗》有犀角剂及金鲤汤、薏苡仁粥，代饭日食之。干柿，宜日食之。一男儿六岁，患肺痈，吐脓血，与桔梗汤加薏苡兼犀角，每日令食薏苡仁粥及鲤鱼脍、干柿十余日，脓血日减，月余而痊愈。栗山先生患肺痈，服黄昏汤而痊愈。黄昏，合欢木也，用皮而佳，此方出《千金》及《外台》。黄昏手掌大，一枝。上一味，以水二合，煮取一合服。《方舆·轺》。肺痈用薏苡根捣汁，顿热服之，其效最捷。已溃未溃，皆可挽回，诸方不及也。又云："薏苡为肺痈专药，根汁最效。"明·韩懋《医通》。一方华冈，治肺痈。芦若芽大、甘草中。上二味，浓煎服。又方华冈，生生乳三分糊丸，七日服。

《金匮》云："咳即胸中隐隐痛，脉反滑数，此为肺痈，咳唾脓血。"按：桔梗汤主治也。潘氏续焰，试肺痈法。凡人觉胸中隐隐痛，咳嗽有臭痰，吐在水内，沉者是痈脓，浮者是痰。《集义》云："今验，果如其言。又以双箸断之，其断为两段者，是脓。其黏著不断者，是痰，亦一试法也。"《医通》云："肺痈初起，脉不宜数大，溃后最忌短涩，脉缓滑，面白者生。脉弦急，面赤者死。若溃后，大热不止，胸中隐痛，痛在左畔，喘汗面赤，脓痰腥秽不已者，难治。若喘鸣不休，唇反咯吐脓血，色如败卤，潾臭异常，饮食难进，爪甲紫而带弯，手掌皮如枯树，面艳颧红，声哑鼻煽者，不治。"按：肺痈，五十以上者，难治。一书云："一老儒患肺痈，用《正宗》金鲤汤，痊愈。"《方舆》初用四顺散或《录验》桔梗汤，后用苇茎汤或黄昏汤。

云："吐血出于肺者，胸中微痛而热，口中甘，咽喉中痒。咳血，其血必为泡沫，甚则立死。血线亦出于肺，恶候也。吐血出于胃者，恶心而吐血，血反多。其色黯赤，凝结，与食物交出，其血不为泡沫，此症无不愈矣。"《医言》云："吐血，从胃脘逆升，上出于口也。衄，从头中渗漉，下洟道出于鼻也。吐血逆上，故多死。衄顺下，故死者至希。古人并称吐衄俱为剧症者，非矣。"《方舆·輗》云："吐血后，恶心吐者，瘀血在内，未尽也。又，泻心汤治九窍出血。拔萃加生地黄、犀角，名犀角地黄汤。"按：吐血后不寐，黄连阿胶汤有效。又，吐、衄血不止，茅花加甘草少许，煎服有效。此方在《外台》。又，蒿雀霜亦有效。《要诀》衄血，用单茅花汤。山胁氏二白汤治吐血，唐白及、白茅根二味，水煎服。《方舆》载独参汤及参连汤、犀角地黄汤。

痰饮、咳嗽

大青龙汤　小青龙汤

病溢饮者，当发其汗，大青龙汤主之，小青龙汤亦主之。

小青龙加石膏汤

肺胀咳而上气，烦躁而喘，脉浮者，心下有水。

咳嗽吐白沫，殆欲成劳者。又，喘哮多用之。

越婢加半夏汤

咳而上气，此为肺胀。其人喘，目如脱状，脉浮大者，干咳者。又，哮喘多用之。

射干麻黄汤

咳而上气，喉中如水鸡声。《外台》"水"上有"如"字。

皂荚丸

咳逆上气，时时唾浊，但坐不得卧。痰黏著胸中难出者。

麦门冬汤

大逆上气，咽喉不利，止逆下气者。声哑者效。

麻黄甘草加杏仁生姜汤

治风寒咳嗽多痰，语音不出者。麻、甘、杏三味等分，生姜减半。伤风咳嗽，语音不出者，先服此汤取微汗。热解后，语音不出者，服麦门冬汤。

甘遂半夏汤

病者脉伏，其人欲自利，利反快。虽利，心下续坚满，此为留饮欲去故也。利反快与心下坚满为准。

十枣汤

脉沉而弦者，悬饮内痛。病悬饮者。咳家其脉弦为有水。

夫有支饮家，咳烦胸中痛者。夫心下有留饮，其人背寒冷，如手大。

此诸症之中，有一症则宜用此汤。

姑洗丸

十枣汤证轻者。

木防己汤

膈间支饮，其人喘满，心下痞坚，面色黧黑，其脉沉紧，得之数十日，医吐下之不愈，木防己汤主之。虚者即愈，实者三日复发，复与不愈者，宜木防己汤去石膏，加茯苓芒硝汤主之。

苓桂术甘汤

短气有微饮，当从小便去之。

茯苓饮

治心胸中有停痰宿水。自吐出水后，心胸间虚气满，不能食。消痰气，令能食。吐宿水为准。

枳术汤

心下坚，大如盘，边如旋杯，水饮所作。此汤症，按腹则辘辘有声。此汤效迟，或兼用甘遂半夏汤。《纪闻》。

小柴胡汤　柴胡姜桂汤　四逆散

此三方，久咳或因腹候用之。

苓桂五味甘草汤　苓甘五味姜辛汤　苓甘姜味辛夏汤　苓甘姜味辛夏仁汤　苓甘姜味辛夏仁黄汤

以上五方，咳嗽无表证者，可用之。《金匮》《证治》有可疑者，宜从《方极》主治。

真武汤加干姜、细辛、五味子

水饮与里寒合而作嗽，腹痛下利。《直指》。

瓜蒂散

子和痰饮咳嗽用之。

南吕丸

秘结者兼用之。

七宝丸　紫丸

《金匮》云："其人素盛今瘦，水走肠间，沥沥有声，谓之痰①饮。饮后水流在胁下，咳唾引痛，谓之悬饮。饮水流行，归于四肢，当汗出而不汗出，身体疼重，谓之溢饮。咳逆倚息，短气不得卧，其形如肿，谓之支饮。""夫心下有留饮，其人背寒冷如手大。胸中有留饮，其人短气而渴，四肢历节痛。膈上之病，满涎咳吐，发则寒热，背痛腰疼，目泣自出。其人振振身瞤剧，必有伏饮。"

---

① 痰：原作"淡"，据《金匮要略》改。

《本草》燥结门，治冷闭，附子为末，蜜水服。按：是希有之证。若有此证，则宜予对证附子剂。《圣济》谓之冷秘，即用附子剂。

《方舆》载《宣明论》倒换散，大黄、荆芥二味也。

小便闭

猪苓汤

加车前子或硝石桃核承气汤。

八味丸

产前后，小便闭用之。施整胎术、泄闭术。男子脉紧者，或用之。

大黄甘遂汤

治小便闭，剧证。

黄丹膏

黄丹十钱、巴豆五个。上二味，先研巴豆，内黄丹，加蜜少许，相和涂纸，贴脐下一寸五分。

六物解毒加反鼻汤

治梅毒家，小便闭。方中十倍土茯苓，三倍大黄，加反鼻二钱，以水二合五勺，煮取五勺，顿服，累用累验。土茯苓上品，细锉用。

治小便不通方

朴硝一味，细研为散，每服二钱匕，酒调下。《圣济》。

治小便不通，脐下急痛，胀闷欲绝。盐二升。上一味铛中炒，令极热，布帛裹，熨脐下以小便通快为度。《圣济》。

古云："小便闭，皆宜吐之，以提其气，气升则水自降。"丹溪云："吾以吐通小便，用瓜蒂之类。"

《圣惠》"转胞"条八味丸，治小腹急痛，不得小便。按：急痛为准。

又云："以蒲黄裹患人肾，令头至地，二度即通。"

小便闭，八正散有奇效，倒换散亦有效。梅毒家小便闭，亦八正散有效。《纪闻》。

淋

猪苓汤加硝石汤

治诸淋并脓淋，血淋加车前子或浮石。

大黄牡丹汤加反鼻　六物解毒加阿胶滑石汤

治脓淋，小便赤涩，茎中痛者。

土茯苓上品，细锉，二钱，通草、忍冬、川芎、滑石、阿胶各七分半，大黄、甘草各三分。上八味，以水三合，煮取一合半，内胶烊尽，分温服。忌海腥煎炒卤盐、房事等件。一日服三剂尽。不愈者,加至四五剂。至重者,七倍土茯苓,三倍大黄,倍余药,加反鼻二钱。以水四合,煮取二合五勺,再以水三合半,煮取二合。俱合和,空心一日一夜服尽。虽脓淋至重者,用此汤,七日而无不奏效矣。若或大势已解,茎中有痛者,日用七宝丸一分许,七八日而无不愈者矣。屡用屡验。服药中,宜日食鸡卵三四枚,鸡肉愈佳,此先辈之试验也。

黄连解毒汤

治血淋。

桃核承气汤　大黄甘遂汤

诸淋秘结,少腹满者,兼用之。

承气丸　七宝丸　崔氏疗尿血方

大黄末、芒硝末,各半匕。上二味,冷水和,顿服之,立止。

治热淋《圣济》

硝石一味,研细,蜜水服。

《惠美氏方书·淋门》有猪苓汤加附子。此方冷淋,定有效。按:淋疾,小便赤涩,茎中痛者,用猪苓汤或加车前子、大黄。出脓者,猪苓加硝石汤。血淋,猪苓汤加浮石或兼用承气丸。不愈者,用黄连解毒汤。或因腹候,兼用桃核承气汤。世所谓"自梅毒来"。脓淋者,用加味六物解毒汤或大黄牡丹汤,兼用轻粉丸。古云:"淋疾,脉盛大而实者生,虚细而涩者死。"《方舆》载八正散、通天再造散。《一贯》云:"遗尿者,脐上一二寸。"上之方,有凝结者,用缩泉散则自消,消则遗尿亦愈。缩泉散方:鸡屎二钱,桂枝五分。上二味为末,酒服方寸匕,日三,灸十六俞、章门。凡腰部佳,八髎尤良。灸七日而大抵愈。《本草》鸡屎烧灰一味,酒服。又,淋疾脓出者,海浮石烧为末,温酒服一钱,日二,有效。一妇人,年三十,患脓淋小便,昼夜四百余行,尿道痛甚,号泣声彻四邻。且经闭二年,常坐卧草蓐之中,易医二十二人,而不治三年。请余,余即与加味六物解毒汤。七倍上品土茯苓,三倍余药,加反鼻二钱,浓煎一日服尽。七日而经水下,四五日痛渐缓。尚用前方,通计二十八日而瘥。去草蓐,坐卧如常。而尿道痛不全治。又,日与七宝丸一分,十日许而痊愈。

消　渴

白虎加人参汤

大渴,舌上干燥而烦,欲饮水数升者。

麦门冬加石膏汤

调胃承气汤

中消，消谷善饥，不甚渴，小便赤数，大便硬者。《入门》。消谷为准。

肾气丸

男子消渴，小便反多。以饮一斗，小便一斗。《纪闻》云："此症，小便生泡如膏。"《入门》云："小便混浊，如膏淋然。"

栝楼瞿麦丸

小便不利者，有水气，其人若渴。一老医曰："入夜舌干，不得眠者，经久必为消渴，宜用此炼蜜，缓缓服。"

文蛤散

非文蛤亦可用。常之海蛤，煎用大效。

炙甘草汤

加黄连、知母，或黄芪、鹿角。

缫丝汤

治三焦渴如神。如无缫丝汤，却以原蚕茧壳丝，煎汤代之，大效。

治消中，日夜尿七八升者，《千金》。鹿角炙令焦，末以酒服五分匕，日三，渐加至方寸匕。

蜗牛散

蜗牛烧，存性。上为细末，每日一钱至一钱五分，白汤送下，妙。惠美三伯试效。

治渴利，小豆汁方。《圣济》。小豆不限多少。上一味，水煮熟，捣烂，细布绞取汁，不拘时频服。

消渴有虫者，苦楝根皮焙干，入麝香少许，水煎空心服。《本草》。

《本草》云："小麦作粥饭食。"薏苡仁煮汁饮。田螺煮汁饮。蚬并田螺浸水饮。冬瓜汁、梨汁、藕汁，皆治消渴。

天花粉者，治消渴之圣药。《正传》。

天花粉饼，代饭，日可食。

消渴三禁：饮酒、房室、咸食。《千金》。

岐伯曰："脉实，病久，可治；脉弦小，病久，不可治。"《正传》。

《方舆》载生津汤，其方自《外台》来。麦门、黄芪、栝楼、甘草、人参、黄连、牡蛎、地黄、知母，上九味，或加石膏。《纪闻》云："或用千金铅丹散。"其方铅丹、胡粉、甘草、泽泻、石膏、栝楼根、白石脂、赤石脂八味等分为散，每服二钱，水调下，日三夜一。铅丹久服，肠痛则宜减之。

中　风

瓜蒂散

五十以下偏枯，痰涎满胸者，可吐之。腹气不坚实者，决不可与。《吐方考》。

按：《正传》独圣散，则一物瓜蒂散也。其主治云："治风痰盛及诸痫、痰饮、壅溢等症。"

藜芦汤

治证同前。

《吐方考》云："藜芦，华产为可，尤多毒，用之若二分，若三分。"田中氏云："中风用此汤，功胜于瓜蒂。"

备急丸

卒中风，口噤者。

按：《全书》解毒雄黄丸，主治云："治中风牙关紧急及痰涎咽喉肿闭，牙关紧闭，开口灌下。"予用备急丸，其功同于雄黄丸。

泻心汤　附子泻心汤　大柴胡汤　小建中汤
四逆散加乙切草

家翁用之。

大青龙汤　《古今录验》续命汤

治中风痱，身体不能自收，口不能言，冒昧不知痛处，或拘急不得转侧。不遂，痰喘有热为准。

乌头汤

半身不遂及左右手足蜷挛者，乌头汤，微汗之。《入门》。中风自疝来者，脉多紧也，用之。

葛根加术附汤　桂枝加术苓附汤　真武汤

振振摇者。

八味丸　南吕丸　十枣汤　姑洗丸

控涎丹主治云："治痰涎留在胸膈上下，变为诸病。或颈项胸背，腰胁手足，胯髀隐痛不可忍，筋骨牵引钓痛走易，及皮肤麻痹似乎瘫痪，不可误作风气、风毒及疮疽施治。又，治头痛不可举，或睡中流涎，或咳唾喘息，或痰迷心胸，并宜此药。数服痰涎自失，诸疾寻愈。"按：控涎丹，原出《圣济》，名趁痛丸，治风毒走注，疼痛方也。《三因》名之控涎丹。控涎、十枣，二方所主治略同，只有轻重之分耳。十枣之轻者，用控涎。控涎之重者，用十枣而可也。

大承气汤

食厥者。重者兼备急丸，腹满为准。

桃核承气汤

因瘀血者。

湿漆丸

同前。

黄芪桂枝五物汤

身体不仁，如风痹状者。按：此汤勿减生姜，减则无效。

七宝丸

按：《要诀》，中风昏沉，不省人事，痰涎壅盛者，用养生丹。予用此丸。

元生膏 蜞针

中人，半身不遂而精神如故，不如痴者，内用对症方，外贴此膏于不遂之手足六七日，糜烂处，施蜞针，去恶血。复贴膏，施蜞针。如斯二三月施治，则病十治八九，病人倚杖缓步而行三四里，大效。

治三年中风《千金》

松叶一斤，细切，以酒一斗，煮取三升，顿服，汗出立瘥。

治中风不语

大豆煮汁，煎调如饴，含之并饮汁。又，僵蚕七枚为末，酒服。《本草》。

炒豆紫汤《本草》

治中风口噤。用乌豆五升，清酒一斗，炒令烟绝，投酒中。待酒紫赤色，去豆，量性服之。按：《千金》大豆紫汤、豆淋酒，《圣济》大豆酒，皆同方也。《千金》云："中风口喝，日服一升。"破伤风、产后痉病并诸病，服之大效。

白矾散 《圣济》

治中风，舌强不得语。白矾生用、桂枝各二两。上二味，捣罗为散，每服一钱匕，安舌下，有涎吐出，即语。

韭汁

治中风失音。《日华》。

竹沥汤 《千金》

治四肢不收，心神恍惚，不知人，不能言。

竹沥二升、生葛汁一升、生姜汁三合。上三味，相和温暖，分三服。平旦、日晡、夜，各一服。又有荆沥、竹沥、姜汁，三味等分方。又，治中风口噤，不知人者方，服荆沥一升。又方，服淡竹沥一升。

卒中风，口噤不得开，灸机关《千金翼》名颊车二穴。穴在耳下八分，少近前。灸五壮，即得语。

回生散 家方

治中风口噤。每服二钱，酒送下。又荆芥、薄荷等分，煎服，有奇效。

一医云："中风，风引汤有效。"凡初中时，昏沉口噤，不能进药，急以生半夏末，吹入鼻中。或用通关散搐鼻内，提起头发，立苏。有嚏可治，无嚏不可治。或急以手指，捣刻人中即醒。其或不醒者，急以三棱针，刺手十指甲角十井穴，捋去黑血，就以气针，刺合谷二穴，人中一穴。觉稍醒，即多灌香油，或加麝香一二分，或姜汁亦可。《济世》。

初病暴仆昏闷，不省人事，或痰涎壅盛，舌强不语，两寸脉浮大而实，急用吐法。人迎脉紧盛或六脉浮盛者，急续命汤表之。大法中风，脉浮迟者，吉。急疾者，凶。《正传》。若中人发直，吐清沫，摇头上撺，面赤如妆，汗缀如珠，或头面赤黑，眼闭口开，手撒遗尿、声如鼾睡，俱不可治。《要诀》。山东洋云："中风者，心胸间蓄热也，宜石膏剂。"按：中风有鼾者，脉浮大，痰涎壅盛者、遗尿者，凶兆。后藤氏用反鼻酒，载附录。《方舆》载通关散、参连汤、涤痰汤、无忧散、反鼻酒。

脚 气 痿躄

越婢加术汤

治下焦脚弱。脉浮恶风，无大热为准。

越婢加术附汤

按：《千金》越婢汤即此方。主治曰："治风痹脚弱方。"方后云："覆取汗。"

乌头汤

治脚气疼痛，不可屈伸。煎法可从大乌头煎。《方舆》。

八味丸

治脚气上入小腹不仁。

桂枝加术苓附汤

以上之五方，无冲心状者用之。

木防己汤

同去石膏，加茯苓芒硝汤。此二方中加吴茱萸。气急，心下痞坚，有冲心状者，用之。兼用仲吕、蕤宾、紫丸等。

吴茱萸汤加橘皮紫苏汤　半夏厚朴加吴茱萸橘皮汤

干湿脚气，气急而胸动剧者，将冲心之兆也。撰用上二方，脚胫施蜞针。时时用紫丸一二分或三四分，下之则无不愈矣。若小水短少，胸膈满闷，短气喘息，呕吐者，是冲心也，宜决意用紫丸一钱。

蜞针

足上廉、下廉、绝骨、承山之近所，不拘经穴，除动脉并禁刺穴。麻痹处，悉施蜞针出血，出紫黑血者，尤有效。血止即诊巨里，动则安定也，此为验。大抵一日两脚水蛭十五枚许为限，日日施之。四五日或六七日而止，妙不可言。

元生膏

冬春此膏代蜞针。

犀角

毒气攻心，烦闷者。每服五分，日二或三。

仲吕丸　蕤宾丸　紫丸　七宝丸　赤小豆药

灸八所《千金》。　生姜汤《圣济》

治脚气胸满，吐逆不下食，或吐清水涎沫。生姜五两。上一味绞取汁，煎令熟，每服半合，以熟汤半盏，调匀服之。

治脚气冲心，闷乱不知人《医林》，大豆一升，水三升，浓煎取汁，顿服半升。如未定，可更服半升。

松叶酒 方见中风

治脚气骨节疼痛。

虎骨酒

治脚气瘥后，腰脚不遂者。生地黄十六钱，牛膝七钱，桂枝、木瓜、虎胫骨各五钱，蝮蛇二钱。上六味，渍醇酒八合，三日去渣。每饮一杯，日二夜一。

或曰：脚气冲心，《金匮》风引汤有效。

《要诀》云："脚气，喘急者，此系入腹，仍佐以养生丹。"水银剂也。

杨大受云："脚气是为壅，治当以宣通之剂，使气不长成壅也。壅既成而盛者，砭恶血而去其重势。"
《外台》云："脚气脉三种，以缓脉为轻，沉紧为次，
洪数者为下。"《方舆》载大小槟榔汤、木茱汤、槟苏
汤、《外台》犀角汤。大槟榔汤方：槟榔六分半，生姜
一钱，橘皮、紫苏、木瓜、吴茱萸各五分。上六味，以
水二合，煮取一合。或曰："槟榔末，用则大效。"按：
《圣惠方》，此方加木香少许。主治云："治脚气冲心，
烦闷喘促。"凡干湿脚气，巨里动甚者，将冲心之兆
也，禁附子剂，犯之必杀人。宜用吴茱萸、硝、黄、
甘遂、巴豆等下之。脚气呕吐，有半夏无效者，或用
犀角无效者，将冲心，用紫丸一钱大效。脚气气急之
症，初脚胫数所，施蜞针。出血，则冲心气急之候，
脱然去，此予所经验也。又，痿躄者，脚胫有毒也。
三阴交、绝骨边，贴元生膏有效。轻者，灸亦效。内
用对证方，不可附子者，用黄芪桂枝五物汤，方中勿
减生姜。南茅街米商伊势屋喜兵卫主管，某年二十三，
脚气一身洪肿，巨里如奔马，满闷短气，呕吐不下食，
大小便不通。众医辞去，予与水银三钱，小便通一合
许。前证如故，复与元生丸，小便利亦一合许，而无
验。决意与紫丸一钱，吐泻二十余行，下蛔虫五条，前
证顿退，调理二十日而痊愈。京桥五郎兵卫街纸户伊
势屋作兵卫，主管嘉兵卫，年二十一，患脚气肿满，
始无冲心之状。予与木防己去石膏加茯苓芒硝汤六七

日。一朝冲心气急呕吐甚，与紫丸一钱，暂时而吐。复与紫丸一钱，吐泻十七八行，下蛔虫六条，前证顿退。复与木防己汤，二十日而痊愈。

痛 风 鹤膝风

桂枝附子汤　甘草附子汤

风湿相搏，骨节烦疼掣痛，不得屈伸。近之则痛剧，汗出短气，小便不利。恶风不欲去衣，或身微肿者。痛风，大抵此汤症多有焉。

乌头汤

病历节不可屈伸疼痛。脉紧者用之。

桂枝芍药知母汤

诸肢节疼痛，身体尪羸，脚肿如脱，头眩短气，温温欲吐。肢节疼痛为准。鹤膝风或加当归、川芎。

葛根加术附汤　越婢加术附汤　麻黄加术汤

不可附子者。

越婢加术汤

同前。

《古今录验》续命汤　姑洗丸

治风毒走注疼痛。《圣济》。

七宝丸

痛风有不宜附子剂者，初用麻黄加术等。六七日热解后，后藤氏解毒剂兼用七宝丸。

蒸剂 家方

莲叶、苦薏、忍冬各等分。上三味盛袋，以水一升许，煮令热，狭于板绞，以熨痛处。加乌头益效。按：痛风剧症，遍身走痛如刺，日夜不眠，叫号声彻四邻者。虽内用乌附剂，非外用蒸剂，则不能就眠。昼夜熨之六七日，则大势已解，而病人能睡。至此休蒸剂，又服前方数日。痛不全去者，兼服七宝丸一分或二分，七八日而无不愈者矣。

反鼻酒　松叶酒　蜞针　元生膏

治历节风痛。独活、羌活、松节各等分，用酒煮过服。《外台》。

又方

川木通二两，水煎频服。服后一时许，遍身发痒，或发红丹，勿惧，遍身上下，出汗即瘥。《集要》。

威灵仙为痛风要药，为末酒下或丸服，以微利为效。《本草》。

没药同虎胫骨末酒服，治历节风痛不止。《本草》。《入门·痛风门》"下体痛"条，痛甚，加乳香、没药。热者合大承气汤下之。

按：以上奇方，不可附子者，宜用。

《一贯》云："痛风，痛夜甚者，用桂枝茯苓丸料，兼红蓝花酒。"又，金铃散，痛风痔疾用之。牵牛子一味为散，每服五分或七分，酒服日三。《方舆》载千金犀角汤、大防风汤、金铃散、赤龙皮汤。

疗鹤膝风方

乌头、桑寄生、云母、丁香、防己、天麻各等分。

上六味为粗末，分取一钱五分，渍醋一合，制造方五寸许箱。石菖根铺其底，厚五分所。烧石大如鸡子，置石菖上，灌所渍之醋于石，药气发扬，急盖之，令不漏气为要。即移箱于患所之下，以衣覆之，乃去盖。药气彻肉中，而汗出于患所。如此者日数次，肿日减而复故。安政乙卯冬，关东大地震，江户士民被压伤者，伙矣。时患卒鹤膝风者数人，皆恶寒发热，身体痛，或右膝或左，肿大而痛，不能起居。初与越婢术附汤而发汗，三四日而身痛去，但膝头肿大而痛不去，与桂枝芍药知母汤，膝头施蜞针数枚，每日取血，月余而痊愈。按：痛风，虽舌有苔，身有热，口中和者，宜用乌头、附子也。口中和者，一切咸味烟草类，不变味是也。大便难者，可日兼用黄钟、姑洗丸等也。

头 痛

大承气汤

《入门·头风门》云："有偏痛年久，便燥目赤眩晕者，气郁血壅而然，宜大承气汤下之。"一男子卒偏头痛甚，叫号惊四邻，诸治无效。经三日，予与大承气汤三帖，下利数行而痊愈。

白虎汤

舌上黄黑者。《方舆》。舌上干燥，头尽痛，无渴亦可用。

小柴胡汤　大柴胡汤

因腹候用之，或加石膏。

吴茱萸汤

干呕吐涎沫，头痛者。

桂姜枣草黄辛附汤

头痛，无热，唯恶寒，大便自可，脉沉细，全阴状者。

六物解毒汤

主梅毒头痛。方中十倍土茯苓，三倍大黄，倍余药。煎法、服法、禁忌，如淋疾门加味六物解毒汤。

用之不瘥者，或兼施七宝丸或贴元生膏于百会六七日。蜞针去恶血。如此四五次，则无不瘥矣。

元生膏　蜞针

世称宿疾头痛，脏无他病者，必头有恶血也，施元生、蜞针即效。

应钟散

茶清送下。

姑洗丸　南吕丸　瓜蒂散　盐汤

李东垣曰："头痛久不已，则令人丧目，胸膈有宿痰之致然也，先以茶调散吐之。"按：《外台》，葛氏卒头痛如破，用盐汤吐之。《方舆》载常山甘草汤。张子和亦用瓜蒂散。

《本草》云："头痛欲死，硝石末吹鼻内。又，一物瓜蒂，吹鼻中。"

按：小儿卒头痛甚，反复颠倒，发作有时者，蛔虫也，宜用鹧鸪菜汤。妇人月事之时及产前后头痛轻者，当归、芍药散料，兼用单香附子散。宿疾头疼轻者，以三棱针刺悬颅、悬厘、丝竹空、瞳子髎等。一书云："真头痛者，手足厥冷，爪甲青，引脑巅泥丸尽痛。若其厥冷，上肘膝者，死速。灸百会数十壮，作大剂参附汤频服。免死者，间有焉。"头痛，脉浮滑，易治；短涩，难治。《脉诀》。

肩背痛

葛根汤

项背强几几。

桂枝加葛根汤　葛根术附汤　大陷胸汤

因留饮而肩背强者。又，龟背者，兼之。

姑洗丸

大陷胸之轻者。有持云："治项背强痛或臂不能
举者。"

当归四逆加吴茱萸生姜大黄汤

疝气从肋骨边至脊及肩，强痛者。

南吕丸　应钟散　元生膏　蜞针

元生膏贴患部，后施蜞针。夏秋直施蜞针即效。

紫丸

《医通》云："当肩背一片冷痛，背膂疼痛，古法
用神保丸。"神保，巴豆丸也。

《一贯》云："龟胸、龟背，一也。龟胸，后必成
龟背也。"对症方多加山慈姑，令长服，兼用紫丸。间
日夜服，自二三分加至四五分。小儿者用一分许，十
五岁以下可治，十五以上不治。《方舆》载六物败毒

汤、提肩散、《本事方》椒附散。

心　痛 胸痹、结胸

枳实薤白桂枝汤

胸痹，心中痞，留气结在胸。胸满，胁下逆抢心。

栝楼薤白白酒汤

胸痹之病，喘息咳唾，胸背痛，短气，寸口脉沉而迟。

栝楼薤白半夏汤

胸痹，不得卧，心痛彻背者。按：心痛彻背，疑似真心痛者，先与此汤。兼用大陷胸汤、九痛丸，备急丸亦用。

大陷胸汤

心痛及结胸，将成龟胸者，皆用之。

九痛丸

治九种心痛。

备急丸

心痛用此丸。《圣济》。

小陷胸汤　栀子豉汤

心中结痛者。心痛，有一种为懊恼状者，用之。

茯苓杏仁甘草汤

胸痹，胸中气塞，短气，茯苓杏仁甘草汤主之，橘枳姜汤亦主之。胸痹轻症，气塞、短气为准。

橘皮枳实生姜汤

此方主治与前方异，宜从《方极》。

桂枝生姜枳实汤

心中痞，诸逆心悬痛。

薏苡附子散

胸痹缓急者。急症用之。"缓急"二字解，见本书。《一贯》云："白酒汤之剧症，痛甚，手足厥冷者，此散有效。"

大建中加乌梅汤

因虫者。

人参汤　甘草干姜汤　姑洗丸　失笑散　桃仁承气汤

心痛脉涩，有死血。丹溪。

必效疗三十年心痛方《外台》

熊胆如大豆，和水服，大效。

心胸痛奇方

酽酢①半合，鸡卵一个。相扰顿服，神验。武田氏。

---

① 酢：同"醋"。

胸痹痛如锥刺，服韭汁，吐去恶血。《本草》。生韭及根五升，洗捣汁。

《灵枢》云："真心痛，手足青至节，心痛甚，旦发夕死，夕发旦死。"古人云："非药所能治也。"和田氏云："真心痛，痛在膻中，烦躁，反覆颠倒，脉结代，用大陷胸、九痛丸而难治。"真心痛，自古为必死，然宜用此方救之。芭蕉捣取汁，生酒调和服。《养生记》引《济急方》云。《入门》云："瘀血痛，饮汤水咽下作呃，乃素食热物，血死胃脘，桃仁承气汤。轻者，四物汤加桃仁、红花。"《医通》云："虫痛，面如白斑，唇红能食，或口中沫出，痛有必休止。"又云："心膈大痛，发厥呕逆，诸药不纳者，趁势以鹅羽翎采吐，痰尽而痛愈。"按：先是张介宾有此说，《圣济》并诸书心痛不用吐剂。古云：脉沉细而迟者，易治；浮大弦长，皆难治。《方舆》载《千金》陷胸汤、乌头赤石脂丸、槟榔鹤虱散、枳缩二陈汤、高良姜汤。

治卒暴心痛《事林广记》

五灵脂炒，一钱半，干姜炮，三分。为末，热酒服，立愈。一书云："水煎，内童便三勺服。"

按：白酒宜用醇酒也。家君有《白酒辨》。北洲吉益氏云："《礼记》曰：'其酒清白，皆谓美酒也。'"此盖东洞先生之遗言也，详见本书。

腹　痛

大承气汤

卒腹满而痛，烦闷口噤，欲死者。

备急丸

心腹胀满，卒痛如锥刺，气急口噤。

桂枝加芍药大黄汤　桂枝加芍药汤　小建中汤

小柴胡汤

胸胁苦满，腹痛者。

大建中汤

心胸中大寒痛，呕不能饮食，腹中寒，上冲，皮起出见，有头足上下，痛而不可触近。

附子粳米汤

腹中寒气，雷鸣切痛，胸胁逆满呕吐。

黄连汤

胸中有热，胃中有邪气，腹中痛，欲呕吐者。

灵黄散

治血气刺痛，兼治疝痛，从少腹上冲心者。

灸

内关、中脘、气海、神阙填盐灸之、水分、膈俞、脾俞、胃俞。上八处灸，治疝并阴证腹痛。

桃核承气汤

腹痛因瘀血者。

桂枝茯苓丸料加大黄红花汤

治瘀血作腹痛者，兼治痘后腹痛，结毒并疮疥内攻腹痛。丹溪因跌扑损伤瘀血作腹痛者，用桃核承气汤加当归、红花、苏木，入酒、童便煎服，下之。

七宝丸　化毒丸

此二方治久腹痛。

一书云："久腹痛，生漆丸有效。"

蒸剂 家方

腹痛甚者，熨之。

一老医曰："产后少腹痛，用下剂而不愈者，桂枝茯苓丸料加当归、红花、延胡索，大效。延胡索，少腹痛专药也云。"

荻野氏云："少腹痛，无食积、虫积，皆蓄血与疝也。河间心腹痛，不可忍者，乳香、没药、酒煎服。绵绵痛无增减，沉迟者，寒痛也。乍痛乍止，脉数者，热痛也。痛不移处者，是死血也。肚腹作痛或大便不通，按之痛甚，瘀血在内也。时痛时止，面白唇红者，虫痛也。《回春》。虫痛，肚大青筋，往来绞痛，痛定能食，发作有时。不比诸痛，停聚不散。"又云："瘀血痛，必著一方。"《入门》。和田氏云："久腹痛，不减食则不治，宜以米一合五勺，做一日食也，做粥最佳。禁一切青菜、油腻、黏滑、水饮、干硬物，而施治则无不愈矣。"《方舆》载安中散、高良姜汤、手捻散。

腰　　痛

苓姜术甘汤

腰以下冷痛，腰重如带五千钱者。《千金》此方加桂枝、泽泻、杜仲、牛膝，名肾著散，粗散酒煮，去滓服。

当归四逆加吴茱萸生姜汤

治疝气腰痛、打扑腰痛轻者。

桃核承气汤

治打扑腰痛、经闭腰痛，日轻夜重者。

桂枝茯苓丸料加当归、大黄

治前症轻者。

当归四逆汤

或加附子。

八味丸

虚劳腰痛，少腹拘急，小便不利者。

大黄附子汤

腰痛，胁肋痛，不大便，脉紧，因疝者。

仲吕丸　元生膏

《本草·腰痛门》"外治"条云："痰注及扑损痛，芥子同酒涂。"

治腰痛《正传》

大黄、生姜煎服。

《医通》云："腰痛，大便闭者，用大柴胡汤，微利之。"按：平生秘结四五日，而腰痛者，下之愈。

灸

腰眼、八窌《千金》、章门《病因考》。

《保命歌括·腰痛门》云："委中二穴，主瘀血痛，宜用三棱针刺出血，大效。"《回春》云："日轻夜重者，瘀血也。"按，《要诀》云："腰痛，有寒，有湿，有风，有虚，有闪挫。"《方舆·輗》云："腰痛病因，寒疝、打扑、带下、瘀血也。"愚按：大凡寒疝、瘀血与湿也。寒疝轻者，当归四逆辈；重者，附子剂兼下剂。瘀血重者，桃核承气汤；轻者，加味桂枝茯苓丸料。又有苓姜术甘汤证，属湿，后世名肾著。肾著者，肾受冷湿，著而不去之义也。伤寒、中湿、痘疹等之腰痛者，客证也。寒疝并瘀血腰痛甚，不得屈伸者，以元生膏贴于腰，拔出一毒，则二三日而腰痛如忘，能屈伸。其法详于疝及打扑门。《方舆》载附子剂酒服、散药；干漆剂酒服、散药；子和无忧散、禹攻散、当归浴汤。

眼

大青龙汤　葛根汤　黄连解毒加车前子汤
苓桂术甘加车前子汤　大柴胡汤　大承气汤　桂枝茯苓丸　桃核承气汤

上桂、桃二方，治妇人属血证眼疾。

应钟散　黄钟丸　四苓散加唐苍术

治雀目。

七宝丸

赤眼，赤色已去，无痛生翳者，每日服一分许。

洗眼方

黄连解毒汤加菊花、红花、甘草，且加白矾少许。

治误伤目方

生通草叶捣绞汁，滴入眼中。若无生者，以干者细锉，水煎，频频洗之。

又，生水仙根，捣绞汁，滴入眼中。

针灸法

睛明、风池、太阳、神庭、上星、囟会、前顶、攒竹、丝竹空、承泣、目窗、客主人、承光诸穴，皆可用针或以三棱针出血。八关亦可刺。凡近目之穴，皆禁灸。大骨空、小骨空、合谷、翳风、肝俞、足三里、二间、命门、水沟、手三里诸穴，宜灸。《方舆》。

《眼科锦囊》云："风眼之名，本邦之俗称，而非汉名也。然书中间有风眼之名目，实是同名异证。如所谓风眼烂弦、头风风眼甚多矣，不可混同矣。"言本邦之风眼者，剧症；汉上之风眼者，轻症也。又曰：风眼治法，用"吐剂或乌头、附子之类，有奇效。……若不兼用攻下，则至使眼珠破裂……更在太阳、尺泽、委中，刺络放血。又，于百会、颞颥，贴用发泡膏。或以糊剂涂著足蹠，屡用涂药、嚏鼻之剂。至于眼痛剧者，灸少陵小炷三壮，及三里、三阴交、女室一曰：女膝在踵之部，赤白肉之分际，盖奇穴也。各二十壮"。和田氏云："风眼，宜急用备急、紫丸类。若迟疑，则眼球破裂而至于失明。"

按：风眼证，满目丹黄，剧痛，两睑浮肿，寒热，头痛如割，状殆似阳证伤寒。至其剧甚，则谵言妄语，瞳孔破绽，竟致盲瞶。急用紫丸一钱，大下之。大势已解，而后用大青龙汤，随其腹证，兼用泻心、大承气、桃核承气等。

蜞针

以水蛭数枚，令咂眼之内眦及外眦、睑内赤肉之处，血满自脱，则以湿纸拭血。数十度而血自止。日一次施之，四五日而大势已解。则隔日施之，六七度，病减十之八九。赤眼治法，无捷于斯。

元生膏

小儿眼疾，以此膏贴百会，四五日而有奇效。

大人蝥针、元生，兼施则效速。且项背强者，贴此膏于风门、肺俞边即效。艮山翁目赤肿痛，用七味败毒散。和田氏疮疥愈后，作眼病者，用败毒加石膏汤。家翁用凉膈加石膏汤。

治烂弦风方

胆矾、枯矾。上二味水解，洗患所，极效。

治眼目暴翳或疼痛

一切瓜蒂吹鼻中，令嚏。此一小吐方也。

治稻、麦芒入目中

蘘荷汁注目，即出。并眼目涩痛，点之。苏恭。

治麦芒入目

大麦煮汁洗之。孙真人。

治飞丝入眼

芜菁根或叶揉烂，帕包滴汁，三两点，即出。《普济方》。

治飞丝入目

芥菜汁点之如神。《摘玄方》。

— 96 —

治尘芒入目

莲藕汁入目中。《普济》。

治赤眼肿痛

梨实绞汁点之。《圣惠》。

按：眼疾者，宜讬专门。然僻邑无专门，则如风眼急证，至失明。故记风眼、赤眼治法之大略尔。

《方舆》载六物败毒汤、连翘汤、夏枯草汤、苄苠散、谢道人大黄汤、通圣散。通圣散方后云："生翳膜者，加苄苠二钱。因结毒者，加土茯苓四钱。"

耳

小柴胡汤　大柴胡汤　葛根加大黄汤　应钟散　柴胡加石膏汤

耳前后肿者。又治咳嗽后，耳聋者妙。

苓桂术甘合泻心汤

耳鸣者。

柴胡姜桂加铁砂汤

耳鸣有动悸者。

鹪鸪菜汤

小儿耳聋，因虫者。

七宝丸

治梅毒，将耳聋者。

聤耳流脓方

菖蒲根水洗，取汁。先以绵杖子，捻出脓，令净。次将菖蒲汁灌入，荡洗数次痊愈，最妙。

又，以水铳洗耳中，入椰子油。

又，韭汁入耳中，亦效。

治耳聋方《千金》

菖蒲、附子各等分。上为末，以麻油和，以绵裹内耳中。

治耳卒聋闭《外台》

芥子末、人乳汁和，以绵裹塞之。

又方，巴豆十粒、松脂半两。上二味捣烂，捻如枣核，塞耳中。

又方，附子一味，以醇醋微火煮一宿，削如枣核，以绵裹塞耳中。

又方，酽醋二合，温灌耳中，以绵塞定半日许，必有物出，即瘥。

又，《本草》有猫尿及龟尿、人尿各一味，滴入耳中，皆治耳聋云。

《入门》云："耳鸣，乃是聋之渐。"

按：耳聋者，难治。唯因耵聍而聋者，可治也。

治法以椰子油，内耳中。数日后以水冲洗耳中，则如脂物出而痊愈。

元生膏

贴耳下或百会、风门边。

蜞针

灸

肩井、三里、肺俞、膏肓。

针

刺尺中取血。

一处女麻疹后，两耳聋闭。一医将精香油，滴入于右耳中。至次日，将剜耳匙子徐徐探耳内，挑出凝垢一个，大如芽儿小指。右耳忽觉清聪，左耳亦用此法，而俱清聪，久患顿除。《方舆·軌》。《医通》耳病，用凉膈散。家翁亦用之。

鼻

葛根加石膏汤

鼻衄者，发汗之。又治脑漏头痛者。

小柴胡加石膏汤

治齆鼻有息肉，不闻香臭方。《千金》。瓜蒂、细辛。上二味，各等分，为末，以绵裹如豆大，塞鼻中。

治鼻窒塞，气息不通。《圣济》。瓜蒂一味为散，少许吹鼻中。

竹叶石膏汤

治鼻塞或兼头痛者。《方舆》。鼻塞不闻香臭者，或用此汤。子和用白虎汤。此症多有大逆上气，故用之。《纪闻》。

黄连解毒汤

有酒客鼻紫赤，而非真酒皶鼻者，用此汤。而不用敷药。又，真酒皶鼻轻者，用此汤可也。

三黄栀子汤 华冈

治酒皶鼻剧者。大黄、黄连、地黄、葛根、红花、芍药、栀子各一钱，甘草三分。上八味，以水四合，煮取二合。渣再以水四合，煮取一合半，日二剂。若病轻者，小剂减水可也。服汤数日，觉患处痛痒，乃将皶鼻膏搽之。搽后大发热者，是毒欲尽也。热既发之后，外敷则须止，内服则不须止也。此《方舆》之文也，叙事精详，故取之。

皶鼻膏 同

乳香、硫黄、巴豆、轻粉各等分或粉减半。上四味为末，蜜炼敷患处。按：酒皶鼻重者，鼻头紫赤而肿，生小疹，有痒无痛，用三黄栀子汤，涂皶鼻膏。涂药则大抵发痛，宜日日乱刺或施蜞针。轻者，硫黄、杏仁二味，等分为末，以滚汤炼之。每夜擦之，时时乱刺，不服药而愈。禁酒、番椒、油腻、鱼肉等。

《一贯》云："鼻痔，瓜矾散《入门》有效。"按：鼻痔不剪去根蒂，则不治，宜讬于专门。

一书云：鼻渊自梅毒来者，六物解毒加桔梗汤，十倍土茯苓。脑漏用熏药。

元生膏

鼻病，大抵此膏贴百会，效。

蜞针

《方舆》载通圣散云："鼻痔、鼻渊、酒皶鼻，此方有效。"又，载桔梗解毒汤、竹叶石膏汤、辛夷汤。辛夷汤方，辛夷、防风、细辛、川芎、白芷五味也。择加大黄、石膏类。鼻不闻香臭者，皂荚胜于瓜蒂，吹鼻中佳。有息肉不闻香臭者，用瓜蒂辛夷汤，鼻病一切用之。桔梗解毒，因毒，鼻梁将破坏者，用之。《纪闻》。《医通》鼻病用凉膈散。家君亦用。《本事方》用犀角剂。

牙　齿

葛根加石膏汤

牙疳并牙齿痛，有表证者。或项背强者。

泻心加石膏汤

牙疳并龋齿者，或牙疳出血者。

桂枝桔梗汤或加黄连

齿痛者。

调胃承气汤

历年齿痛，黑烂脱落，口吸凉稍止者。《入门》。

小柴胡汤　大柴胡汤　小建中汤

上三方因腹候用之。

加减乌梅丸料

治虫牙痛甚。依本方，去桂、附，加桔梗、苦参、地黄、乌梅、细辛、干姜、黄连、当归、蜀椒、人参、黄柏、桔梗、苦参、地黄。上十一味水煎，先噙漱，后咽下，加连翘益佳。

黄连解毒汤加石膏、犀角　备急丸　七宝丸 元生膏　蜞针

按：牙疳，俗称波久佐①。初寒热头痛，牙龈肿痛，变紫色。试以指按牙龈，脓血微出，气息甚臭。腮颊下边，累累结核，此症似瞑眩于轻粉，口中糜烂之状。渐久则龈缝肉脱，齿牙动摇或脱落。虽小患，难治也。日久齿牙尽脱落，则脓自止。治法：针龈缝

① 波久佐：当是音译词。

出血，涂朱硼加人中白散，与泻心加石膏汤。或日用七宝丸一分许。走马下疳者，牙疳之急证也。初寒热如疫，牙龈肿痛，变紫暗色。乍溃烂出脓血，或唯紫血大迸，齿牙动摇，多脱落。其毒浸淫于唇舌及腮颊，几处亦穿孔，流臭水。或两颊俱脱落，或唇鼻共缺尽，而臭气满一室。六七日，或十余日而死。治法：急与备急丸五六分或一钱，取下。针牙龈出血，石榴皮煎汁，加枯矾少许，屡漱口。人中白加朱硼散十分一，敷之。与黄连解毒汤，加石膏、犀角。一女子二岁，患走马下疳，忽人中生黑点，暂时如蚕豆大。其毒及唇并牙龈、两颊脱落，急用备急丸，下利四五行。用凉膈散，随愈，渐渐生肉。和田氏《医谈》。按：虫牙痛不止者，贴元生膏于耳下。半日许，发水泡，无不愈者。然龋齿，不拔去病牙，则不全治也。又，有牙龈肿痛之人，颊之里面亦肿痛者，试以指按颊，则彻内而痛。其痛处，从外施蜞针，出血则即效。耳轮及鼻端、唇肿痛者，皆施蜞针为妙。家翁牙齿病，用凉膈散。《方舆》载甘露饮、凉膈散、六味丸。有持云："余尝患牙疳，服泻心、凉膈，其他种种方剂无效，服六味丸痊愈。"

口　舌

泻心加石膏汤　黄连解毒汤　小柴胡加石膏汤　麦门冬加地黄汤

口舌干燥者，或干燥而糜烂者。

当归芍药散加麦门五味子汤

口舌如无皮状者，如不应，加附子。

理中汤

口舌生疮，大便不实者。若手足逆冷，腹痛者，加附子。

朱硼散家方

治鹅口疮并口舌生疮糜烂。硼砂二钱、辰砂五分。上二味，相和掺舌上。炼蜜涂亦佳。按：此散口疮者，敷之。咽喉肿痛者，吹之。若不愈者，人中白五钱，加此散一钱用之，奇效。口疮糜烂日久，延及胸中者，绵裹如无患子大，含之咽津。凡口舌病阳证，用敷药。用附子剂者，不用敷药也。

硼甘散同

治口中糜烂者。硼砂、黄柏、甘草各等分。上三味为末，贴患处。少时含之，而后吐之佳。

元生膏　蜞针

口疮久不愈者，肩背、颈项、百会、耳下、颔下，贴此膏。六七日，施蜞针，去恶血。如法四五回，则无不愈。或含漱剂，用黄连解毒汤。又，青黛、黄柏等分，绢裹含之，咽津。

城南散

治口疮。昆布烧，存性，梅肉连核烧，存性，各二钱，巴豆去壳，一钱，枯矾。上四味研末，敷疮处。此方城州乌羽妪药，舌疳之秘方也。山胁氏敷之云。

金粉散华冈

治舌疳神方。硼砂七分，郁金七分，辰砂一钱，白檀、乌梅各五分，金屑三分。上为细末，七分艾叶和纸裹，为二十一条，一日嗅一条。

《要诀》云："曾有舌上病疮，久蚀成穴，累服凉剂不效。后又教服黑锡丹，遂渐愈。"

痰泡者，舌下如小豆粒者出为水泡，大者如梅。色赤透彻有痛，舌本强不能言语，以指按之，软而有水。针之则黄液或如白脂者出。吹金锁匙，用黄连解毒，或柴胡加石荤。重舌者，舌下生息肉，尖起如舌端。长者五六分、七八分。又，有左右生者，肿痛，舌强不能语言，流涎，颔下结核。大人少，小儿多。治法：针患处，吹金锁、冰硼之类，与泻心加石，柴胡加石。颔下结核，上贴发泡。尚不治者，剪断息肉，用前法。木舌，木者，不柔软之意，舌肿短缩，不出齿牙之外，木强而不能卷舒。发热恶寒，舌苔黄黑，牙关紧急，不能开口，痰涎多出，妨饮食，至重者死。治法：服药、吹药与重舌同。颔下及耳下贴发泡，待舌下之络脉怒张，变紫色，而用针泻血。先辈云："汉土无舌疽之名，和名也。"《要诀》云："曾有舌上病疮，久蚀成穴。"《金鉴》云："舌疳者，百无一生。此定舌疽矣。初舌尖，或舌下，或舌心，或左或右，固结如豆，或如栗子。经久疮头腐蚀，而为凹，食盐、醋、辛辣热物而不痛，毒至深故也。腐蚀日深，固结月蔓，舌难转动，语言謇涩。至一年或二年，舌缺尽而死。初无痛，亦从腐蚀生痛，或发寒热。"治法：有痛者，泻心汤加石膏，凉膈散加石膏。无痛者，附子剂。外用五宝散、冰硼散、城南散、华冈氏金粉散，最有效。上《秘录》之略文也。全文见本书金锁匙。冰硼散见《正宗》。

龚氏云："凡舌肿胀甚，宜先刺舌尖，或舌上，或边傍。出血泄毒，以救其急。唯舌下濂泉穴，此属肾经，虽宜出血，亦当禁针，慎之。"张子和曰："余治一妇人木舌胀，其舌满口，诸药不愈。余以锋针小而锐者，砭之五七度，肿减，三日方平。计所出血，几至盈斗。"《方舆》载凉膈散、清热补气汤、附子汤、八味丸。《说约》口舌病用白虎汤。

咽　喉

甘草汤　桔梗汤

少阴病，二三日咽痛者，可与甘草汤。不瘥者，与桔梗汤。甘草汤，痛甚者有效。桔梗汤，吐黏痰者，用之。

半夏散及汤

少阴病，咽中痛者。咽痛兼痰咳者，效。

半夏苦酒汤

少阴病，咽中伤，生疮，不能语言，声不出者。家传煎法，将瓷器盛苦酒五勺，以半夏极细末五分，鸡子白一枚，调匀，搅令相得，安火上，令八九沸，下火。少少含咽之。咽时扣鼻，不令气入可。

大青龙汤　葛根加石膏汤　大柴胡加石膏汤 备急丸　元生膏

附：　锞针

按：喉痹、喉痛、缠喉风、乳鹅，西洋总谓之咽喉焮肿。《秘录》云："喉痹者，咽喉之痛。"而又曰：

"喉痛。"又,《焦氏笔乘》曰:"喉闭。痹,非麻痹之义。"《中藏经》曰:"痹,闭也,咽喉闭塞之谓也。"为刺缝、临摹、剞劂①等日劳肩腕者,多有此患。初起项背强痛,头痛,发热恶寒,而咽喉肿痛。医视咽之法,以杉箸②二枝纸裹,压病人之舌,令自引气息于内则能视也。大抵从咽之左右肿,而及齿牙之尽处及舌本,为浓紫色。饮津唾亦痛甚。牙关紧急,不能随意开口,语言謇涩。颐之下边,累累结核,几废饮食,是寻常之喉痹,而易治,绝无死矣。经六七日,则自溃脓血出,速愈也。急喉痹,谓之走马喉痹。古云:"暴发暴死,迅速之病也。"急喉痹,肿之及外者,谓之缠喉风,即急喉痹之一证也。急喉痹之候,咽喉暴肿痛闭塞,痰涎壅盛,声哑,呼吸不利。咽喉之外,亦微肿变色。舌上黄苔或黑苔,恶寒发热,头痛剧,其状如疫。药饵一滴亦不下,二三日而死。凡喉痹之死症,其肿处,深于常之喉痹。食道、气管共闭塞。幸自溃者,亦脓血入气管,绝呼吸而死也。治法:初发项背强者,与葛根加石膏汤,金锁匙吹喉中。轻者,或消散。肿痛益甚,欲成脓者,与大柴胡加石膏汤,用备急丸下之。脓已成,则宜针。若用针早,则增痛,

---

① 剞劂:雕刻。
② 杉箸:杉木筷子。

宜候赤肿上生白点针之。色变紫暗者，亦瘀血凝滞之候，宜针而去脓血。脓血多出，则痛如失，饮食亦从进，不日而愈。缠喉风者，祛风解毒汤多加石膏。石膏，咽喉病有效。若咽喉壅闭，药饵一滴亦不下者，咽喉左右贴大发泡，针尺泽、足少商泻血。《一贯》云："喉痹、缠喉风，名异而其因一也，施其治亦同。成脓者，缓症也，初甘草、桔梗、苦酒汤等所主也。急喉痹、缠喉风者，急症也，用雄黄解毒丸。若无，则用白散，或用矾巴散，即枯矾、巴豆二味也。"又云："祛风解毒汤，多加石膏，令冷服。"中神氏云："缠喉风，瓜蒂末吹咽中，吐黏痰一升余，即愈。"《方舆·輗》云："急喉痹，巴豆末吹咽中，速效。"华冈氏云："缠喉风，针咽中，吹金锁匙，用祛风解毒加石膏汤。剧者，刺肩井、少商，大出血。"《方舆》载六物败毒汤、凉膈散、升麻汤、加味四物汤、雄黄解毒丸、马牙消一味含药。子和曰："大抵治喉痹，用针出血，最为上策。但人畏针，委曲傍求，瞬息丧命。凡用针而有针创者，宜捣生姜一块，调以热白汤，时时呷之，则创口易合。"喉痹用针，而创口痛者，敷生姜有效。余处针创痛者，亦效。《纪闻》。

卷下

妊　娠

干姜人参半夏丸

治恶阻。

小半夏汤

同加茯苓汤。

按：恶阻，用上之方而不应者，盛水二合于器中，投伏龙肝一钱搅，如做甘烂水法。而暂置静处，待其澄清，取其水一合半，煮上之诸方，则不吐而能应，神验。

猪苓散

治恶阻大效。予苓、术、猪苓，为汤用，累用累验。

乌梅丸家方

恶阻因虫者，每服五分，日三或四，屡效。

桂枝茯苓丸

妇人宿有癥病，经断未及三月，而得漏下不止，胎动在脐上者，为癥痼害妊娠，当下其癥。

当归芍药散

妇人怀妊，腹中绞痛。

芎归胶艾汤

妊娠下血者。《千金》云："因顿仆、失踞，腰腹痛者。"每孕必坠者。

鲤鱼　鸡肉　鸡卵

妇人有每孕二三月至四五月坠胎者，宜鲤鱼作臛食之，一月三次。又，鸡肉，时时煮食之。鸡卵酒煮，日食之佳。此方在《外台》及《本草》。妇人脏无他病，每孕坠胎者，予每令食此三物，至临月分娩。母子共康健，屡效。若嫌鲤臛之腥者，做鲙食。

凡决定妊否之法，详于本书。又，儿胎居偏者，胎将坠。经若水下者、妇人不时颠仆者、致胎动者、右足挛急者，吾门皆用整胎术。

葵子茯苓散

妊娠有水气，身重小便不利，洒淅恶寒，起则头眩。如防己效，饵食赤小豆。

大簇丸　黄钟丸

按：妊妇不三食一便，则生燥屎，而分娩不易。秘结者，宜撰用此二丸。

恶阻诸药无效者，候其肩背。若凝结者，宜施针灸。《方舆》。

产 前 后

桂枝茯苓丸料

候产母腹痛腰痛，见浆水下方服，名催生汤。按：和田氏催生用芎归汤。芎、归二味，各等分，水酒各半煎，加桂枝减半，益效。此方原在《千金》，后藤香川亦用。

临产鸡子生吞一枚。

娩后即鸡子生吞一枚。

按：是《外台》及《本草》所用。用之则产妇益气力，累验。

回生散家方

治血晕神方。荆芥穗，为末，水服二钱。重者，童便服。角弓反张，豆淋酒下。荆芥二钱，煎服亦效。

治血晕方《千金》

半夏末吹鼻中，或皂荚末内鼻中。

又，以炭火投苦酒中，嗅其气。

又，服熊胆一分或二三分。

禁晕术　遏崩术见《产论》

桃核承气汤

治胎死腹中，若胞衣不出及恶露涩滞，腹痛发晕者。

灵黄散

治血气刺痛并血晕。一云：失笑散。刺痛者，谓痛从少腹上冲心也。

芎归胶艾汤　　四逆加人参汤

按：产后先宜问血下多少，血下少而血晕者，桂枝茯丸加大黄汤，兼灵黄散或回生散，施禁晕术，重者，桃核承气汤。血下多而血晕者，芎归胶艾汤加三七，兼回生散或血余霜一钱。施遏崩及禁晕掀起术，重者，四逆加人参汤。此症多难治。

桂枝加附子汤

产后汗出者。《千金》。《外台》云："产后忽闷，冒汗出，不知人者，是暴虚故也。"取破鸡子吞之，便醒。若未醒，可与童便一升，甚验。丈夫小便亦得。

疗胞衣不下者方 家方

云母一钱为末，和生姜汁，以水送下。或白汤，或酒服亦佳。

又方，皂荚末吹鼻中，即下。

又方，鹿角为末，每服一钱匕，温酒下。未下，再服。

《方舆》云："胞衣不下者，用桃核承气。有刺痛则兼失笑散。又，去血过多，胞衣不下者，或用附子剂。"《良方》心胸胀痛者，用夺命丹。下胞术见本书。按：产后腹痛及少腹痛，有与破血消癥剂下之而不愈者，宜桂茯丸料加当归、延胡索兼失笑散，百发百中。和田氏云："失笑，产后之圣药。"一医云："延胡索，少腹痛之专药。"信然。疑似之症，有当归建中汤症。家君云："分娩后六七日，子宫肿而不收，如少腹有块者，宜用桂茯丸料。按之痛者，子宫也。不痛者，块物也，勿谬认用桃核牡丹汤等。"

大豆紫汤《千金》

治产后百病及中风痉痉，或背强口噤，或但烦热苦渴，或头身皆重，或身痒剧者，呕逆直视。大豆一合、清酒二合。上二味以铁铛猛火熬豆，令极热，焦烟出，以酒沃之。去滓，服一升，日夜数服，小汗则愈。一以祛风，二则消血结。如妊娠伤折，胎死在腹中，三日服此酒即瘥。按：产后发痉，角弓反张者，以此酒多服回生散妙。又，《圣济》云："顿服竹沥一升即愈。"

按：子痫，用柴胡龙骨牡蛎汤，多加铁粉效。立野氏云："子痫用杀虫剂而治者，十中八九也。"

枳实芍药散

产后腹痛，烦满不得卧。

下瘀血汤

服枳实芍药散，不愈者，此为腹中有干血著脐下，此方主之。亦主经水不利。

产后血闭不下者，益母草汁入酒服。《圣惠》。

大承气汤

产后七八日，无太阳证，少腹坚痛，此恶露不尽，不大便，烦躁发热，切脉微实，再倍发热，日晡时烦躁者，不食。食则谵语，利之即愈。

当归建中汤

治妇人产后，虚羸不足，腹中刺痛不止。吸吸少气，或苦少腹拘急，痛引腰背，不能食饮。方后云："若去血过多，崩伤内衄不止，加地黄六两、阿胶二两，合八味，汤成内阿胶。"

小柴胡汤　三物黄芩汤

妇人在草蓐，自发露得风，四肢苦，烦热头痛者，与小柴胡汤。头不痛但烦者，三物黄芩汤主之。和田氏云："此二方，产后将成蓐劳者，用之。"

当归生姜羊肉汤

产后腹中绞痛，并治腹中寒疝，虚劳不足。按：我邦无羊，代鹿肉，或鸡肉佳也。《千金·产后虚损门》有鹿肉汤二方，《圣济·产后虚羸门》有乌鸡汤一方。蓐劳者，宜日食鸡肉、鸡卵、鹿肉、鲤鱼等。

参连汤　熊参汤

东洋，一闲斋，二先生，血晕用此二方。

泻心汤

家君血晕并俗称血道药者，用此方或合茯桂术甘汤。

大黄牡丹皮汤

产后小腹有块者，或产后恶露涩滞，成水肿者，有神效，用硝石佳。

按：和田氏产后水肿，用琥珀汤、五苓散加琥珀反鼻汤也。

承气丸

产后秘结者兼用。

按：女子腹面倒首也，说载本书转胞治术。子宫脱、脱肛、膀胱脱，诸术见于本书。

《纪闻》云："产后痉病，荆芥末二钱，豆淋酒搅和下，四五服而有效。又，破伤风，妙。产后喘，十之七八难治。大小青龙无效，参苏饮或有效。人参、苏木二味也，广东人参佳。若口鼻黑气起者，加附子。产后大渴引饮，十之八九必死矣，用栝楼汤。"

《方舆》云："难产及胎衣不下者，用独圣散，吐剂也。又，通关散吹鼻中。"《方舆》载独圣散及通关散、蟹爪散、葵子阿胶汤、牛膝散、回生汤、交加散、蜀漆汤、栝楼汤、参苏饮、夺命丹。

经　闭

桂枝茯苓丸料

经闭未结块者，或头痛，或腹中拘挛，或手足瘈疭，或眼中赤脉，疼痛羞明者，皆主之，或加大黄。又，月事时，腰腹痛者，加当归、红花、延胡索，兼用灵黄散，神验。

桃核承气汤

少腹急结者。急结，急迫结实之谓也。

大黄牡丹汤

少腹有坚块者。

抵当汤

治瘀血者。凡瘀血症二焉：少腹硬满，小便快利者，一也；腹不满，其人言我满者，二也。急则以汤，缓则以丸。《金匮》云："经水不利下。"

和田氏云："经闭痼而不动者，宜此汤。"华冈氏云："此方无速效，二三月而有效，宜为丸以酒长服。"

下瘀血汤

脐下痛及经水不利者。按：此方为丸，酒服效。

赤丸山胁

治宿疝、癥瘕、虫癖、劳瘵、梅毒、骨痛，即湿漆丸。生漆以令丸为度，大黄、面粉各十钱。上三味，以少蜜为丸，白汤送下。自三分至一钱，日一夜一，加少蜜者，厌干固者也。按：此方，经闭腹痛者，用之有效。《方舆》主治云："治干血及虫方。"方后云："自三分至一钱，终而复始，以知为度。"又，《生生堂方书》此丸主治云："治诸毒在里，难发泄者。"有持云："用此丸，知者，身体生痒，必发赤诊。"

夷则丸

治腹中有坚块而见血症者。以桃仁牡丹汤送下，每服六分，日三。

浮石丸

治腹不满，其人言我满，而腹皮见青筋者。按：经闭数月，少腹满而无块者，此方主之。

当归四逆加附子汤

经闭恶寒足冷，或腰脚痛，脉紧者。按：此汤症，大便冷秘之症，间有焉。

小柴胡汤　大柴胡汤

按：经闭，胸胁苦满者，用此汤，兼用破血之诸丸。

鹧鸪菜汤

经闭因蛔虫者。

矾石丸

经水不利，下白物者。予不为丸，为散。帛裹如无患子大，深纳阴中下边，坐卧任意，唯禁奔走。三日一换之，以愈为度。

红蓝花酒

红花二钱。上一味，以酒二合，煎减半，顿服一半。按：《金匮》云："治血气刺痛。经闭无刺痛，亦可用。"

元生丸 家方

经闭，用诸药而无效者，此丸一分，砂糖汤送下。

七宝丸

经闭因结毒者。《圣济》"经闭"条有水银剂二方。主治云："脐下结硬疼痛。"又一方主治云："肢节痛，腹胁结块，羸瘦欲变成劳。"二言俱方中有芫青、硇砂。

一方 《仁存方》

治经闭不行至一年，脐腹痛，腰腿沉重，寒热往来。芥子二两，为末，每服二钱，热酒食前服。

又方 《千金》

治室女经闭。牡鼠屎一两炒研，空心温酒服二钱。

《本草》云："服一钱。"

又，马鞭草通月经。又，丝瓜为末，酒服，通月经。

和田氏云："经水不通，而逆行者，必吐凝血者也，用三黄汤。脐下有块者，桃核承气汤，宜施刺络。"艮山翁云："经闭宜日食辣茄，浴温泉而佳也。"香川氏血枯经闭，腹痛者，用当归建中汤。少腹满如鼓胀，小便难而不渴者，用大黄甘遂汤，又用辣茄丸。张子和治经闭，大抵用吐方，而后用破血剂。兰说："蓬砂治经闭，有番红花、蓬砂、没药等方。"或曰䗪虫、蝗之类也，出石中川友三，以蝗代䗪虫，有效。见王字形于背者，是也。东郭翁云："经闭数月，用破血剂，无寸效。经一年余，而腹无块者，香附子一味为末，每服一钱，酒服，日三，经二月而有效。"《方舆》载千金地黄煎丸，《良方》牛膝散。

赤白带下、崩中、漏下

桂枝茯苓丸料

或加大黄。按，矾石丸主治云："中有干血下白物，由是观之，白亦血也。"赤白带下初起，宜用此汤兼矾石丸。

芎归胶艾汤

治崩中漏下，去血过多，加三七或加附子，或兼用犀角。按，《病源》云："冲任气虚，不能约制经血，故忽然崩下，谓之崩中。"又云："血非时而下，淋沥不断，谓之漏下。"

温经汤

病下血，数十日不止。暮即发热，少腹里急，腹满，手掌烦热，唇口干燥。按：有此症，而腹无块者，此汤主之。又，瘦弱之妇，每月经水过多，少腹无力，食不进者，此汤加黄连，有效。

黄土汤

漏下有附子剂证，大抵脉紧也。用此汤，则不日血止者也。

黄连解毒汤

妇人年及五十以上，经水不绝者，或经水一月二度来者，大抵心下痞，脉数也。按：壮妇亦此汤证，间有焉。

当归建中加地黄阿胶汤

血症，心中悸而烦者，须用此汤。腹中急痛亦佳。

小柴胡汤　大柴胡汤　柴胡姜桂汤

此三方因腹状用之，兼用破血丸。

苓姜术甘汤　当归四逆加吴茱萸生姜汤

带下，腰痛脚冷，下白物者，撰用此二方。或兼灸治涌泉。

当归芍药散　矾石丸

下白物不止，少腹有块者。

四逆加人参汤

艮山先生曰："崩血甚，四肢厥冷，自汗者，四逆汤，或加人参可也。"东郭翁云："余遇产后暴崩，或致晕者，则用此方。其功非他方可企及也。"

解毒剂加桂、芍、归

所下之物臭气甚者，必因结毒也，此剂主之。《医事说约》。

和田氏云："白带下者，有一种因毒者，此脓淋之类也。臭气至甚矣，用解毒剂。甚者，兼轻粉丸。"

夹钟丸

漏下腰腹绞痛，下血至少。淋沥者，兼用此丸。

治白崩方《千金》

灸小腹横纹当脐孔直下百壮。又，灸内踝上三寸左右，各百壮；灸八髎。《小言》。

治五色带下方《千金》

服大豆紫汤，日三服。

治崩中漏下赤白不止《千金》

烧乱发，酒和服，方寸匕，日三。

又方《千金》

鹿角烧末，酒服，日三。

蒲黄散《千金》

治漏下不止方。蒲黄半升，鹿茸、当归各二两。上三味为末，酒服五分匕，日三。不知，稍加至方寸匕。

蒲黄丸《圣济》

治月候过多，血伤漏下不止。蒲黄三两，微炒、龙骨二两半、艾叶一两。上三味为末，蜜丸梧子大，每服二十丸，煎艾汤下，日再。

《方舆》云："血崩及诸失血，危急者煎用人参二钱。不知，服至数剂，又下白物如脂者，用无忧散，兼坐药，灸治涌泉，皆兼宜。"按：无忧散，子和方也，予未试。又，同书有"乌贼骨、牡蛎二味等分方，赤白带下，久下不止者，用此散而止"云，未试。或云，治妇人白沃不已方：风化石灰。上一味，酸酱草捣汁和丸。

《病因考·带下门》云："治方，灸涌泉，干过腊鱼、告天雀鹑。"

《方舆》载逍遥散及归脾汤、独参汤、瓜子仁汤、栝楼根汤、无忧散、乌茜丸。

—— 123 ——

乳　病

葛根加桔梗石膏汤

乳肿、乳痈，未成脓者，用此汤，外涂鲋鱼膏。

鲋鱼膏家方

擂生鲋鱼肉为泥，涂乳房。产后，则倩①他小儿，而令吮乳。后轻轻揉软乳房，则消散也。产前易消散，产后难消散。

葛根加反鼻汤　伯州散

乳痈将成脓者，用此二方。

大黄牡丹汤

乳痈毒深，脓少，不大便者。

芪归建中汤

乳痈脓溃后，盗汗出者，或加龙骨、牡蛎，或加附子。

小柴胡加石膏汤

治乳核、乳疬，神验。外以葱汤蒸之，贴水银膏。即《秘录》神水膏。

---

① 倩：请求。

柴胡去半夏加栝楼橘皮连翘汤

治乳痈不成脓、不消散，久不愈者。外用前法，贴神水膏亦得。

单橘皮汤

《本草》"黄橘皮附方"引张氏云："妇人乳痈，未成者即散，已成者即溃。痛不可忍者，即不疼，神验不可云喻也。用真陈橘皮汤浸，去白，晒，面炒微黄为末。每服二钱，麝香调酒下。初发者一服见效。"又，"青橘皮附方"引丹溪云："妇人乳岩，因久积忧郁，乳房内有核如指头，不痛不痒，五七年成疮，名乳岩，不可治也。用青皮四钱，水一盏半，煎一盏，徐徐服之。日一服，或用酒服。"

七宝丸

乳岩初发，青橘皮汤兼用此丸。

水银膏　排脓汤

按：吾先师奥绿山翁，乳痈初起，乳核乳疬，皆用单青皮汤，有奇效。治乳痈初发，肿痛结硬，欲成脓，令一服瘥。

桦皮散方《圣济》

以北来真桦皮烧灰，酒服方寸匕，令睡，及觉已瘥。乳痈腐烂，亦用（唐瑶《经验本草》）。

疗乳痈肿痛方 山胁氏《方函》

天瓜、当归、甘草各五钱，乳香、没药各一钱，鹿角烧，三钱。上六味为末，温酒送下。

治乳痈疼痛《圣济》

车前子一两为末，每服二钱匕，温酒调下。

又方《圣济》

打鸡子一枚，热酒调下。

治乳汁不出，蕴积在内，结成痈肿，此名妒乳。《圣济》。露蜂房烧灰。上一味研细，每服二钱匕，煎水一盏，至六分，温服。

鹿角散《正宗》

治乳痈新起，结肿疼痛，憎寒发热，但未成。鹿角尖三寸，用炭火内煅，稍红存性。碾末，每服三钱。食后热酒调服。甚者再三服，必消。

治乳痈结硬疼痛《圣济》

和泥葱半斤。上一味细锉，以水四升，煮十数沸，于瓷瓶子内盛，熏乳肿处，冷即再暖，以瘥为度。

又方《圣济》

露蜂房五两。上一味锉碎，以醋五升，煎至三升，倾于瓷瓶子内，乘热熏乳上，冷即再暖，以瘥为度。

《圣惠方》云："白面，治乳痈不消，炒黄醋煮为糊，涂之即消。"

乳泉散 家方

治产后乳汁不出，或少者。露蜂房霜十钱、地黄五钱。上二味为末，每服一钱，以醴酒送下，日三服。

《圣济》云："露蜂房，炒末酒服，栝楼根末酒服，皆能下乳汁。"

《本草》云："穿山甲炮研，酒服二钱，能下乳汁，名涌泉散。"

《儒门事亲》"乳汁不下"条曰："夫妇人有本生无乳者，不治，或因啼哭悲怒，郁结气溢闭塞，以致乳脉不行，用精猪肉、清汤，调和美食。于食后，调益元散五七钱，连服三五服。更用木梳梳乳，周回百余遍，则乳汁自下也。"

回乳方 《本草》

大麦糵炒研，白汤服二钱。麦芽二三两，炒，水煎服亦效，宜用新者。

和田氏云："乳岩，用青皮，频灸肩髃、肘髎，及七九以上。"

牛山云："乳汁不通，则结核成乳痈。初结核寒热者，速揉和乳房，则乳汁下，结核自消。"又云："将成乳痈者，白芷、贝母各二两为末，温酒送下，神验。"

《秘录》云："小儿有啮乳头如皲而腐烂者，名之乳疳，亦曰乳头破裂。乳儿则益烂而难愈，不乳儿则乳汁充满而痛，成乳痈。虽小疮难治，宜摊中黄膏于绵片而贴疮。欲乳儿则去中黄膏，摊游奕膏于纸而贴之。不当齿于疮口，又不湿疮口而可也。凡乳病禁针线劳肩。看乳相并乳母之乳汁法，见于本书。"

《圣济·乳痈门》曰："新产之人，乳脉正行。若不自乳儿，乳汁蓄结，气血蕴积，即为乳痈。"《产后乳结痈门》曰："产后多有此疾者，以乳汁蕴积与气相搏故也。"

《方舆》载柴桂汤、排脓汤、梓叶汤、蒲公英汤、樱皮汤。

小儿、初生、杂治

甘连大黄汤

小儿初生，当急进之，吐下秽物。甘草、黄连、大黄各五分。上三味，以水一合，煮取五勺，以绢裹艾如乳头，沾取唂之。

紫丸

《千金》云："儿服如麻子一丸。百日，儿服如小豆一丸。"

《一贯》云："小儿初生，有心下至脐下，如梅核，累累三四枚者，此胎毒也，宜急治之。经二三月，则难治。甘连大黄汤加郁金、红花，不消散者，用山茧汤，兼用紫丸，则必消散矣。又，颜色青白阴状者，用五香汤。其重者，用四逆汤。虽然至小儿用四逆，则多难治也。"《病源》云："小儿始生，肌肤未成，不可暖衣。暖衣则令筋骨缓弱。"又云："薄衣之法，当从秋习之。不可以春夏，卒减其衣，则令中风寒。从秋习之，以渐稍寒，如此则必耐寒。"又云："不能进乳哺，则宜下之。"又云："小儿始生，生气尚盛，无有虚劳，微恶则须下之。"又云："不下则致寒热，或吐发痫，或致下利。"此皆病重，不早下之所为也。《千金方》"变蒸"条云："若良久热不可已，少与紫丸，微下热歇便止。若于变蒸之中，加以时行温病。或非变蒸时，而得时行者，其诊皆相似。唯耳及尻通热，口上无白泡耳。当先服黑散以发其汗，热当歇便就瘥。若犹不都除，乃与紫丸下之。"黑散者，麻黄、杏仁、大黄三味也。又云："蒸者甚热，而脉乱汗出是也。近者，五日歇；远者，八九日歇也。当是蒸上，不可灸刺妄治之也。"又云："凡乳儿不欲太饱，饱则呕吐。每候儿吐者，乳太饱也，以空乳乳之，即消。"

　　《幼幼集成·简切辨证》："小儿热证有七，面腮红、大便秘、小便黄、渴不止、上气急、足心热、眼黄赤；小儿寒证有七，面㿠白、粪青白、肚虚胀、眼珠青、吐泻无热、足胫冷、睡露睛。"

《简易方》云："小儿脐风，独头蒜切片安脐上，以艾灸之，口中有蒜气即止。"《保婴录》亦云。《入门》云："撮口风，面目黄赤，气喘，啼声不出，舌强唇青，撮口聚面，饮乳有妨。"又，脐风，其症脐肿突，腹胀满，或日夜多啼，不能饮乳，甚则发搐，撮口噤口，是为内搐，不治。凡脐边青黑，爪甲黑者，俱死。按：《直指方》脐风撮口，用紫丸。又，《袖珍小儿方》治脐风撮口，瓜蒂散吹入鼻内，啼则可疗。《良方》云："每日频于无风处，看小儿上腭颊内，有白泡起，以指甲刮破拭净之。"治襁褓中小儿脐风撮口法《圣济》：上视小儿上下龈，当口中心处，若有白色如豆大，此病发之候也，急以指爪正当中掐之。自外达内，掐令匝，微血出，亦不妨。又，于白处两尽头，亦依此掐，令内外断，应手当愈。治小儿脐久不干，赤肿脓出《圣济》：当归焙。上一味，为极细末，少少著脐中，频用之。小儿诸病，但见两眼无精光，黑睛无运转，目睫无锋芒，如鱼眼、猫眼之状，不治。《济生》。凡诊小儿，大指按三部，一息六七至，平和；八九至，发热；五至，内寒。《圣惠》。三岁后则以一指转侧，辨其脉。五六岁后，脉六七至为平脉。《医通》。

《千金》云："儿初生，叫声连延相属者寿，声绝而复扬急者不寿。脐小者，不寿。自开目者，不成人。目视不正，数动者，大非佳。汗不流，不成人。小便凝如脂膏，不成人。头四破，不成人。早坐、早行、早齿、早语，皆恶性，非佳人。阴不起者，死。阴囊下白者死，赤者死。卵缝通达黑者，寿。"上相儿命短长法之拔萃也，全文载于本书。

家翁云："初生小儿，胸胁膨胀者，胎毒也，紫丸主之。"按：予家，初生小儿，经二十四时而乳。有胎毒者，经三十六时而乳。小儿以囟门之动缓者，为无病之儿。又握手而不开者，为壮健。开手者，不成人。赤子小便之状如帚形者，壮健而能育也，屡试屡验。后世方书，有虎口、三关，视手纹法，其论糊涂，不可从矣。《小言》云："脐带将脱时，不可浴儿，浴则发脐风。脐带脱，则宜灸疮口，小艾一炷而佳也。但悉灸湿处不拘形，经五六日而疮口愈后，宜令浴，必无脐风、撮口之患。"

鹅　　口

甘连大黄汤或加石膏　泻心加石膏汤

有热者宜此汤兼紫丸。

紫丸

鹅口用上之二汤，兼用此丸。

朱硼散 方见《口舌门》

用绢裹手指蘸水拭口三五次，涂此药。

— 131 —

按：《圣济》有枯矾、辰砂二味等分之涂药，吾先师用之，有效。华冈氏用金锁匕、冰硼散，内服凉膈、甘连大黄、黄连解毒等也。和田氏云："鹅口，用附子者，百人有一人必死。"《方舆》载凉膈、附子泻心、钱氏白术散。

吐 呗

小半夏汤　茯苓汤

吐乳初发，用此二方。秘结者，兼紫丸。不应者，以伏龙肝汁煎用。

吴茱萸加黄连汤

治吐乳将发惊者。吴茱萸、黄连、生姜各六分，人参、大枣各二分。上五味，以水一合五勺，煮取五勺服。

旋覆花代赭石汤

《一贯》云："吐乳、嗳气、腹鸣者，此汤有效。"予未试。

厚朴七物汤

家君吐乳、腹满者用之，兼紫丸。

紫丸　理中加茯苓汤

吐乳下利者，或加附子。

七宝丸

《活幼口议》云："幼儿哯乳不止，服此立效。腻粉一钱、盐豉七粒，去皮研匀，丸麻子大，每服三丸，藿香汤下。"按：戴氏呕吐噎膈，用轻粉丸。

四逆汤

吐乳发搐者。《一贯》云："吐乳下利者，或用甘草干姜汤。吐乳诸药无效者，炒米煎服有效。吐乳后，发搐，恶候也。发搐而吐乳者，不然也。吐乳发搐，宜四逆汤。"

友人越川氏云："吐乳将发惊者，易其乳母则愈。愈而后，复令吮其乳汁佳。虽实母乳汁，可易之，必愈，妙。"

吐哯候法

小儿有饱乳，而含乳汁于口，徐徐吐乳者；又有乳儿即抱持而动儿体吐乳者皆此，非病也。乳儿而不少动儿体，吐乳如涌者，为之吐哯也。

《病源》云："凡小儿霍乱，皆须暂断乳。"又曰："小儿吐利不止，血气变乱，即发惊痫也。"

《入门》云："吐泻不止，久则变成慢惊与疳。"

丹　毒

**大青龙汤　葛根加石膏汤　小柴胡加石膏汤
大柴胡汤　黄连解毒汤**

丹毒攻心者，急用此汤。兼承气，或紫丸。

调胃承气汤　紫丸

针云门、尺泽、委中，乱刺丹上出血。蜞针施
丹上。

犀角

《方舆》云："丹毒无大热，色甚赤，眼中生血丝，
或烦躁者，毒剧也，宜用此。"

《入门·丹毒门》云："赤肿游走，遍身不定，其
始发于手足或头面胸背，令人烦闷腹胀，其热如火，
痛不可言。若入小腹阴囊，如青伤者死。"又曰："治
法先用针砭去血，外用拔毒凉肌之药敷。"又曰："凡
丹毒，变易非轻，如经三日不治，毒气入里，腹胀则
死。"按：《病源》论丹毒二十九种。《千金》引《肘
后》云："丹毒须针镵去血。"《圣济》云："治法用镰
割，明不可缓故也。"《玉案》云："丹毒，火症也。
小儿出胎后，多有此症。近则五六日，或十日，或半
月。远则逾月后，或两三月，其病形不同。"《一贯》

云："丹毒发于阴股，上至脐及心下者，难治。发面部，下至腹及脚者，易治。"按，《病源》云："留火丹之状，发一日一夜，便成疮，如枣大，正赤色。又，丹发两臂，赤起如李子，谓之鬼火丹也。"由是观之，丹毒突出而肿者，希有焉。《千金》有丹毒涂药赤小豆末，以鸡子白调涂丹上，干即易。按：丹毒宜春冬针之，夏秋施蛱针，而后涂此药。东郭翁曰："丹毒无阴证，凡患丹毒人，十中七八，腹石硬也。丹毒自上来者，针俗曰腕力瘤处，出血最效。"

《方舆》有犀角消毒饮、连尧汤。

夜啼、客忤

甘麦大枣汤

惊啼加铁粉。

甘连大黄汤　紫丸

停乳者，用此汤，兼紫丸。

柴胡龙骨牡蛎汤

惊啼或用此汤。

小建中汤　小柴胡汤　大柴胡汤

此三方因腹状用之。

《小言》云："夜啼用紫丸等，无效者，灸不容、天枢，二三日数十壮，甚验。"《圣济》云："婴儿气弱，腑脏有寒。每至昏夜，阴寒与正气相击，神情不得安静，腹中切痛，故令啼呼于夜，名曰夜啼。"按：《病源》及《千金》之论不足取也。时珍曰："小儿夜啼，多是停乳腹痛。"余每以蜡匮巴豆药一二丸，服之屡效。"《经验良方》云："小儿腹痛啼哭，如口角青者，虫症也。抱起稍止，卧之则大啼。盖卧则虫攻上，起则虫攻下故也。"按：初生小儿，有发热，鼻塞不通，不能吮乳，大啼者，用麻黄汤则愈。若不愈者，胎毒在头也。以家方芫青膏贴百会则必愈，累用累验。

《方舆》云："夜啼客忤，一二岁之间病也。"《方舆》载《千金》生地黄汤。

马脾风

麻杏甘石汤

马脾风初发，用此汤，兼甘遂丸或紫丸。

越婢加半夏汤

此汤麻杏甘石之一等重者也。

泻心汤　紫丸　姑洗丸　七宝丸　救喘丸家方

化毒丸

《小言》云："用二分效。"

《医学纲目》云："暴喘，俗传为马脾风也。大小便硬，宜急下之，用牛黄夺命散，后用白虎汤平之。马脾风在百日内者，不理。"按：夺命散，黑白牵牛、大黄、槟榔，四味散药也。三岁儿每服二钱，冷浆水下。涎多加腻粉少许。又，同书有辰砂、轻粉、甘遂三味无价散，曰治马脾风闷乱。《入门》马脾风，用麝香丸。《圣济·喘急门》有砒石、瓜蒂。《小言》云："马脾风，恶病也，重于惊风，可十治一二。"按：马脾风，小儿之喘息也。故《病源》《千金》及《翼》《外台》《圣济》无马脾风病名，往古长幼共谓之喘也。马脾风，后世之俗称也。《方舆》载参连汤。

急慢惊

葛根汤

《金匮》曰："太阳病，无汗而小便反少，气上冲胸，口噤不得语，欲作刚痉。"按：惊风壮热者，宜用此发汗。

还魂汤 方见卒死

此汤，即《伤寒论》麻黄汤加麻黄一两者也。无汗表实，卒然昏冒者用之；与便闭里实用备急等者不同，宜详诊察焉。

小柴胡加大黄汤

《袖珍小儿方》云："疗急惊风有热者。"

柴胡龙骨牡蛎汤

惊惕不安，动气盛者。

石膏黄连甘草加铁砂汤

治急惊有热，瘈疭剧者。本方加铁砂一钱煎服，或入蜜服。按：滋德堂方，有救急惊神方。石膏十两、辰砂五钱，研末，用生蜜调下，是亦类方也。和久田氏、和田氏，此症用风引汤。

大承气汤

痉为病，胸满口噤，卧不著席，脚弯急，必齘齿。

瓜蒂散

子和曰："小儿三五岁或七八岁，至十余岁，发惊涎潮，搐搦如拽锯，不省人事，目瞪喘急将死者，轻者为惊风天吊，重者为痫病风搐，可用吐涎及吐之药。"按：子和风搐反张，往往用吐剂。详于《事亲》。

紫丸　走马汤

急惊，腹满口噤，便秘者，宜用此下之，屡验。《千金》云："凡灸痫，当先下。儿使虚，乃承虚灸。"

姑洗丸

急惊，痰涎壅盛者，或兼用之。

理中加附子汤　真武汤

慢惊风，下利者。

通脉四逆加猪胆汁汤　白通加猪胆汁汤

慢惊、慢脾风，下利者，与通脉四逆。多灸神阙。尚不愈者，可与白通加猪胆汁汤。如无猪胆，则以熊胆代之，亦可。白通，人尿也，男儿三岁为佳。《医方集解》用五岁尿。

灸慢惊风

神阙、气海、天枢、章门。

针

《方舆》云："小儿称惊风者，详诊之。若有青紫筋者，乃为痧病，可放而已。"本庄氏云："小儿有可刺络之证，如急慢惊直视、咬牙之类是也。"

《肘后》疗惊痫瘈疭《幼幼新书》

上取熊胆一两豆大，和乳汁及竹沥汁服，去心中涎效验。

七宝丸

急惊发汗后，或用此丸，有奇效。《本草》"水银条"云："治小儿惊热涎潮。"附方云："小儿痫疾，急惊坠涎。"《本草·小儿惊痫门》云："水银、轻粉，并主惊痫、风痰、热痰。"《圣济·急惊门》有水银剂二十余方。

有持云："慢惊，爪章门有知觉者，宜施治还魂汤，急惊妙药，手足掣抽，宜龙胆汤。"《病因考·惊痫门》云："治方熊胆。灸。"按：《方舆》载桂枝加桂汤、风引汤、龙胆汤、参连汤。冲心者，用参、连。其剧者，加熊胆二分，名熊参汤。又载乌蝎散、通关散、雄黄解毒丸。聂久吾云："慢脾风者，即慢惊失治而甚者耳，其实难大分别，亦不必别立治法。"寇氏《惊风论》曰："仿《伤寒》阴阳二证之治而可也。"《小言》云："惊风者，胎毒成块，不时奔腾者也。泻心、大小柴胡、参连、白虎、熊参汤、紫丸等，可撰用。"又云："小儿梦惊，梦成魇者，灸章门效。"《千金》"惊痫"条云："未下有实而灸者，气逼前后不通杀人。"又云："大动手足掣疭者，尽灸手足十指端。"又云："病发身软，时醒者，谓之痫也。身强直，反张如弓，不时醒者，谓之痉也。"又云："儿有热，不欲哺乳，卧不安，又数惊，此痫之初也，服紫丸便愈，不愈复与之。"《圣济》云："小儿急惊之状，身体壮热，痰涎壅滞，四肢拘急，筋脉牵掣，项背强直，目睛上视，牙关紧急，古人谓之阳痫。"又云："小儿慢惊者，痫病发于阴也。其发则手足瘛疭，头目摇动，牙关噤紧，神情如醉，休作有时，潮搐不定者，谓之阴痫。"薛氏曰："眠见睛者，虚也。眠不见睛者，实也。"和田氏曰："慢惊口噤，为笑状者，凶。"《入门·诸惊门》云："重者，牙关紧急，摇头窜视，张口出舌，角弓反张，身体掣颤，手足搐搦，四肢蜷挛。《局方》谓之八候。"

候痫法《千金》

弄舌摇头；身热，小便难；意气下而妄怒；卧梦笑，手足动摇；卧惕惕惊，手足振摇；身热，目时直视；身热，头常汗出；鼻口青，时小惊；小儿发逆上，啼笑，面暗色不变；眼不明，上视喜阳；鼻口干燥，大小便不利。此十一条，候痫法之拔萃也。《千金》有此一条，则为痫之初也。全文见本书。按，《三因方》云："小儿发痫，俗云惊风。"由是观之，痫，雅语；惊风，俗称也。至宋，医俗共谓之惊风也。

《外台》引《肘后》疗卒得痫方，钩藤、甘草各等分，煎服。《本草》"惊痫"条云："此方主小儿寒热，十二惊痫胎风。"预防惊风灸方，并论惊风不治之症，皆详于本书。

疳　癖

茯苓饮加泽泻黄连汤

治小儿疳疾，小便浑浊如米泔。食易饥，肚大青筋，瘦弱者。或枳实代甘草，或兼鹧鸪菜丸或消黄丸。

每日宜饵食鳗鲡、山蛤、蟾蜍、鸡子之类。

小柴胡汤　柴胡姜桂汤　大柴胡汤

此三方，疳疾有热者用之。或因腹状用之。

小建中汤

腹痛者。

理中加茯苓汤

下利不渴者。

猪苓汤

下利有渴者。

红矾丸 方见黄胖

疳疾，好食生米、土、炭、纸、茶、土器等者。三四岁儿，则每日服此丸五六分，七日而有效。不用煎汤而可也。

鹧鸪菜汤　紫丸

疳疾有虫者，用此汤，兼用紫丸。

七宝丸

疳眼遮睛者，有用此丸症。每日用五六粒。

灸章门

有持云："疳疾形气未衰者，宜灸章门，其效胜于药石。"播州有治疳名医，十之八九灸章门。

《病因考·疳疾门》云："治方，灸自九至十四，痞根、章门。"用熊胆。饵食山蛤、鳗鲡。

治小儿疳积腹胀如鼓 《济世》

蛤蟆，去头、足、皮、肠，只用本身四腿，以白水入盐、酒、葱、椒，煮熟与吃，以愈为度。

治疳劳秘方

大嘴乌霜、鳗鲡霜各等分。上二味为糊丸，随儿长少，斟酌与之。

牛山曰："疳疾，多生脾胃实热，不宜补药，可用杀虫剂。白膜遮眼者，鳝鱼肉，炙食，效。"本庄氏疳眼生昏翳者，用兔屎丸。按，《本草》兔屎主治云："目中浮翳、劳瘵、五疳、疳疮、痔瘘，杀虫解毒。"附方引《普济方》云："痘疮入目生翳，用兔屎晒干，为末，每服一钱，茶下即安。"和田氏曰："疳疾、疳劳，乌鸦霜为末，白汤下，大效。"又，小儿腹有块，所谓癖疾者，后世家用净府汤无效，湿漆丸有效。按：癖疾者，小儿之积聚也。钱氏云："癖块者，僻于两胁。"《圣济》云："僻在左右者，癖也。"因此考之，吾门所用柴胡、硝、黄等也。又，《素》《灵》《千金》无疳疾。《病源》称伤饱、哺露、大腹丁奚者，今之疳疾也。至宋，盛称之。钱氏曰："凡小儿疳在内，目肿腹胀，泻痢青白，体渐瘦弱，疳在外，鼻下赤烂，频揉鼻耳，或肢体生疮。"《玉案·疳疾门》云："其症体常热，黄瘦，小便如泔水，恶心腹胀，毛发黏，面色痿黄，生白点，肚有青筋，头上生疮疡，大便泻下之类也。"《方舆》载《千金》八神汤及钱氏白术散、毓婴丸。《纪闻》云："行迟语迟，不因毒者，六味丸有奇效。"胎黄之症，儿生下遍体黄色如金，《医通》用茵陈剂。《医林》云："或衣被太暖所致也，宜渐渐减绵厚衣被。"云云。予夏时尝诊赤子衣被太暖而发黄色，予叱之，令减衣被，黄色渐渐去。

痘　疮

葛根汤　桂枝加葛根汤　麻黄汤　大青龙汤

初热至出齐，撰用此四方。

桂枝加黄芪反鼻汤

伯州散

顺痘，起胀至灌脓，用此汤。若起胀不十分者，兼用伯州，令饵食鹿肉等。

黄连解毒汤

痘色过赤，无艳有热者，用前方，兼用此汤。热去，痘润泽则止此汤，用前方。又，发斑者，亦兼用此汤，或用此汤兼用犀角。

黄芪当归生姜人参汤山胁

疗痘无险恶症而难贯脓者。黄芪、当归各二钱，人参一钱，生姜七分。上四味，以水二合，煮取一合，分温二服。或加附子，又加鹿茸、反鼻类。

犀角

钱氏曰："痘疮稠密，不拘大人、小儿，生犀干涩器中，新汲水磨浓汁，冷饮服之。"又，犀角主治，时珍曰："痘疮稠密，内热黑陷，或不结痂。"又，《颂》曰："角尖又胜生犀。"按：痘疮稠密，三四岁者，起胀至灌脓，每日用犀角一钱；十二三岁者，日用二钱神验。

大柴胡合调胃承气汤

治热毒炽盛，不能起胀，恶热心烦，舌苔口干，不大便，或渴，或烦躁。外则干枯焦紫者。按：《玉机微义》如此症用凉膈散，主治云："痘疮已出，发热作渴，脉实闷乱，便实者。"

白虎汤

主痘纯红，脸赤而眼红，口气热，唇口肿痛，烦躁闷乱，循衣摸床，小便赤，大便秘，身如火，发斑、谵语、实热等症。并治口气臭。

和田氏曰："烦躁无渴者，用黄连解毒汤，此因毒攻心也。"

桃核承气汤

治痘毒深剧，医所不能疗。南涯翁，痘疮热毒炽盛，干枯焦紫，将为黑陷者，用此汤。按：痘疮至，用白虎、承气，多难治也。

猪苓汤

灌脓时，下利者。

禹余粮丸家方

下利不止者。

熊胆

治毒气欲冲心者。

真武汤

灰陷、白陷，下利者。

茯苓四逆汤

烦躁者。

麦门冬汤　竹叶石膏汤

此二方治收靥时，发渴者。

桂枝茯苓丸加大黄红花汤

治收靥时，腹痛者，是热毒凝滞，瘀血作痛也。

柴胡去半夏加栝楼连翘汤

治结痂后，发热或渴者。若身热壮盛，大便秘结，小便赤涩者，兼用承气丸，或每日用犀角五分有效。

承气丸　紫丸

初发热，出齐之间，用之。

麻黄附子细辛汤

治痘隐隐在皮里，不透表，无热恶寒，或痘一出而内陷如蚊迹。或大便溏，全阴状者。盖此症百人中，有一人耳。

针

委中、尺泽。艮山翁曰："热毒炽盛，将痘色为紫者。"

灌浴方

米泔八升，入酒八合，以病人坐盘中，灌浴周身，急被浴衣，不须拭干。卧覆取微似汗，毒邪从汗外发，没者复起，黯者忽赤。《纪闻》云："此方治痘毒，盛如发斑蚊点，难发者。"

痘疔以针挑破，出毒血，诸痘随即灌脓。若挑破不痛，不出血者，难治。《纪闻》云："痘疔大小不一，痛至甚者也。色赤者轻，紫黑色者重。"逆痘有此症。本间氏曰："痘疔发面部者，尤急可施治。内服宜痘疮主剂中，多加犀角也。"

痘痈及丹毒，用水蛭大者五六枚，放肿毒头上，吮去恶血，可以消丹瘤、痈肿。《纪闻》云："用针尤佳，内服凉膈散。"若攻心者，黄连解毒加硝、黄，痘疔、痈、丹毒多不治者。

《正宗①·痘痈门》云："大如桃李，此多发在收靥之后，身凉不渴者为吉。"

痘疮伤损者，白蜜七分，丝瓜水三分相和，重汤温之，笔蘸涂，日六七次。《方舆》。

痘痒闷者，涂蜜。《方舆》。

痘起胀前后，有紫黑恶痘二三颗交出者，宜针痘上出血。若多出者，针委中、尺泽，内服凉膈散。《方舆》。

番红花汤

治痘毒烦闷者。番红花二分。上一味，以水一合，煮取五勺，温服。此方有持之经验也。又云，发胀之力，反鼻胜乎鹿茸。南阳亦云："先辈云，痘难收靥者，后必杂症生焉。痘后面黑者为佳。如无痕迹者，恐生他疾。痘痛而手不可近者，为吉候。"《小言》云："或曰痘疮灰白痒搨者，用鸡肉煎汁有效。"

《眼科锦囊》云："预防痘疮入目。上好熊胆调和净水点眼目，日两次，必无一失。"东郭南阳亦云。

痘毒迫咽，药食不得下者，雄黄解毒丸有效有持。按：痘科，痰塞喉中者，矾巴散吹喉中白矾、巴豆也。痘疮看法、治痘入目法并详于本书。《方舆》载《外台》四物解肌汤、顺逆汤、钱氏独圣散、凉膈散、手捻散，连翘去麻黄汤。

---

① 正宗：指《外科正宗》。

麻　疹

葛根汤　麻黄汤　大青龙汤　小柴胡汤

治寒热似疟者。《入门》。

小承气汤

治便秘三四日者。《入门》。

白虎汤　黄连解毒汤

《寿世》云："麻疹已出，谵语、烦躁作渴者，白虎汤合解毒汤。"

泻心汤加地　芎归胶艾汤

此二汤，或加犀角，主诸失血。《医通》犀角地黄，加荆芥。

四苓散　猪苓汤　白虎汤

《医通》曰："泄泻为麻疹之常候，热邪得以开泄也。发热时泻，小水短涩者，四苓散加木通、滑石。"《入门》云："烦渴作泻者，白虎汤兼猪苓汤。"

黄芩汤　白头翁汤　干姜黄芩黄连人参汤

《医通》云："麻之作痢，为热邪内陷，在正没或没后，而痢下色白者，黄芩汤。下脓血者，白头翁汤。泻久而成痢者，干姜黄芩黄连人参汤。"

桃花汤

《得效方》云："麻后痢，桃花汤有效。赤石脂和产，形如蜡，色粉红或淡紫，刀痕有光泽，煎汁清澄，无土臭者，可用。"

越婢加半夏汤

治麻疹后，咳嗽不止者。《方舆》。

柴胡去半夏加栝楼连翘汤　大柴胡汤

或加石膏。

犀角

麻疹后，余毒有热者，宜撰用上之方。

《入门》云："没后余热内攻，循衣摸床，谵语神昏，丧智者，死。"按：此症宜黄连解毒、犀角、白虎、承气等频服之，或十救一二矣。麻疹者，火热之病也。春秋之间，患之者至轻矣。盛暑之时，患之者至重矣。麻疹中或麻疹后，患痢而多死矣。是无他，人身之火热与天之火热相搏故也。麻疹候法，详于本书。

打　扑 金疮、破伤风

泻心汤

治打扑损伤，昏眩不醒及血出不止者，金疮亦用。

重者下九痛丸。

桃核承气汤

治打扑不伤，瘀血凝滞，肿痛者。

桂枝茯苓丸料加芎归汤

治打扑轻症。此汤兼用。

承气丸　芫青膏家方

蜞针

大打腰脊，瘀血凝滞而痛，不能屈伸者，急用桃核承气汤。摊芫青膏于绵片，大三四寸，以贴患处，日二次。一二日而其痛如失，能屈伸，累用累验。后用蜞针或乱刺，去恶血。打扑轻者，直用蜞针亦佳。

武罗牟都煎华冈

治打扑损伤。合欢花、无花以木皮代之。续断、樟脑。上三味等分，以火酒煮，熨患处。

杨柏散同前

治跌扑损伤方。杨梅皮、无名异、小麦粉、黄柏各等分。上四味为散，和醋或鸡子白，以敷患处。

茯苓杏仁甘草汤

治有瘀血者，其人喜忘，不欲闻人声，胸中气塞短气方。《千金·伤损门》。和田氏云："此汤证，打扑后发疑似痫证之证者也。"

芎归胶艾汤

按：《千金·伤损门》大胶艾汤，即此汤加干姜一两。其主治云："治男子伤绝，或从高坠下，伤五脏微者，唾血及金疮伤经者。"

走马汤

治打扑剧症。和田氏。东郭先生《医谈》有治验。

桂枝加术附汤

打扑经年月者，此汤或兼梅肉散。武田氏。

按：《千金》打扑气绝者，与热小便二升。《三因方》亦用。《入门》云："内伤，血入脏腑，热者童便入酒少许，服立效。"又云："人中白末，每五分，酒服效。"又云："血冷则凝，不可饮冷水，引血入心即死。"又，《危症简便》云："皂荚末，急吹入鼻，如活生姜汁和香油，灌之。又，急取百会穴，艾灸三壮立苏。"《正宗》云："用硝黄剂不醒者，用独参汤。"《正体类要》用参附汤。

和田氏曰："打扑久不愈者，曼陀罗花，水煎服，发狂而愈。"《秘录》云："不问金疮何处，创口发疼痛，脉浮数，恶寒发热，头痛，大便秘，小便少，或呕或渴，或口舌干燥，或眩晕，为常也。若大脱血者，创口失润泽，面色萎黄，唇舌刮白，妄言谵语，面赤如狂，脉沉微，四肢微冷，或喘，或呕吐不止，或呃逆，或寒战，或自汗出者，皆凶候也。"又云："金疮内服，轻重俱宜人参调荣汤。大脱血虚候多者，宜独参汤、人参汤。疼痛不止，寒热久不止者，宜逍遥散。眩晕头痛，心下痞，便秘者，宜与苓桂术甘汤、泻心汤合方也。"按：人参调荣汤，华冈氏所作方也，八物汤加蓬萍根、牛皮消者也。人参汤即理中汤也。又，《正宗·金疮门》载独参汤、八珍汤二方，外止血掺药等也。《千金》"金疮"条云："血出，便以石灰厚敷裹之，既止痛，又速愈。无石灰，灰亦可用。"《圣济》云："五倍子、龙骨、血竭，皆单行止血。"《正宗》飞血不止者，敷金刀散、松香、枯矾、生矾也。《病源》云："凡金疮卒无汁者，中风也。"《腕折中风痉候》云："若风入疮内，犯经络所致痉。痉者，脊背强直，口噤不能言也。"《圣济》云："金疮中风水者，以封裹不密所致也。"《三因方·痉叙论》云："伤寒汗下过多，与夫病疮人及产后致斯病。"又，《本草》"痉风"条云："金疮、折伤、痈疽、产后，俱有破伤风、发痉之症。"按：痉与破伤风为同病，见前文可知。破伤风之名，始于《千金·伤损门》。紫汤即大豆紫汤，主治云："破伤风入四体，角弓反张，口噤不能言。"云云。《秘录》云："凡金创伤于利刀而发痉者至少，打扑损伤或竹木刺类，多发此症。"

大豆紫汤 《千金》

方见《中风门》。《医说》云："以此酒，用荆芥末二钱，能治痉。"《纪闻》云："破伤风、痉，葛根、承气亦不应者也，此方有效。"

治因金疮中风反强者，鸡屎白豆淋酒方 《圣济》

鸡屎白一合、大豆六合。上二味炒，令大豆焦黑，次入鸡屎白同炒。乘热泻于三升酒中，密盖良久，滤去滓，每服五合。如人行五里，更一服，汗出佳。未瘥，即更作服之，以汗出为度。服后，宜吃热生姜稀粥。《圣济》又有治痉方，鸡屎白一味，浸酒吞。

治金疮中风必效酒方 《圣济》

蒜肆破，去心顶，一升。上一味，以无灰酒四升煮蒜，令极烂，并滓。每服取五合，顿服之。治伤折不能避慎，令人中风发痉口噤。若已觉中风，颈项强直，身中拘急者，急先服此汤。

竹沥饮方 《圣济》

竹沥三升。上一味温之，分作五六服，发，口灌之。

武田氏《秘录》云："痉、破伤风，桃核承气汤兼用紫丸。"凡痉病、破伤风之类，急刺合谷一寸五分，后发际四分，商、隐白各三四分，三里五分，出血。凡产后之痉病，急先开子宫口，灸百会、膻中。《疡科琐言》云："创口干涸，则破伤风之征也。"脉微欲绝，舌强不语，或有少振栗之状，攻心自汗出者，必死之症也，葛根加术附汤兼用紫丸，或续命汤，或番红花，以童便服，或如圣散水煎服，屡效。凡此症，药宜多服。脉沉涩者，多作痉也，宜用心。按：破伤风、痉，尤难治也。不可附子者，宜以鸡屎白豆淋酒，多服回生散。若不应者，可用紫丸一钱。《方舆》载独参汤、回生汤、鸡鸣散、接骨木汤。

虫兽伤

元生丸 家方

疯犬伤，急可用此丸一分或二分，酒下，或砂糖汤下。不知，加至三分、五分。服后小便淋沥，或出血，或下利，是毒从二便去也。见咬之初，先饵以赤小豆、荞麦、麻油、川鳞、海鱼、鸟兽及酒、一切膏粱之类。

元生膏

见咬之初，急以此膏贴伤口，日二次。经十三四日，日一次。凡贴此膏，二十日或三十日，令口不合甚妙。

黄连解毒汤

用元生丸一次或二次，后用此汤二三日，以解其毒。后用葛根加大黄汤或解毒剂等。

蛤蟆脍《肘后》

蟾蜍脍《小品》

治狗咬伤。《疡科琐言》云："疯犬伤者，蟾蜍生，内浸醋食，以多为妙。"

紫丸

狗咬伤毒甚者，用之。南阳曰："伤口报痉，数十日，恶风口渴，睾丸内吊，二溲闭结，呼吸急迫者，将发痉，宜急理之与紫丸而取下。"又云："刺尺泽、委中。"

《小品方》云："若重发者，生食蟾蜍脍，绝良。"又云："烦乱，已作犬声者，天灵盖末，水服方寸匕。"

《赤水玄珠》云："经久宿毒，复发者，多难救，雄香散主之。"

雄香散方

雄黄五钱、麝香二钱。上二味为末，作二服，酒下。

家翁治犬咬伤，葛根加大黄汤加马钱子，伤口贴元圣。鼠咬伤，葛根加大黄汤，多加鼠尾草煎服，兼用雄香散，伤口贴元生膏。如疯犬伤，法食狸肉或猫肉妙。若发斑，刺去恶血。《本草》云："雄黄主一切虫兽伤。若无鼠尾草，以雄黄代之。若无麝香，以青

黛代之亦可。"《古今录验》有青黛、雄黄等分水服
方,曰治诸毒虫伤。和田氏云:"鼠毒甚于犬毒。犬毒
至死者,少;鼠毒至死者,多矣。有成肿者,有成劳
状者。"南阳亦云。又云:"鼠毒,马钱子无效。"有持
云:"一人鼠毒,寒热如疟,羸瘦如劳,遍身洪肿垂
死,百治无效。"一医用雄香散,日日利水,红肿速
愈。予治诸虫兽伤,屡效,实无此神方也。雄黄称古
渡者,赤色明彻,臭气少者,真鸡冠雄黄也。《秘录》
云:"蝮蛇咬伤,毒至甚。见咬则肿,见咬手则其毒乍
至肩背,足之毒乍及腰腹。治法以细带紧扎肿不至处,
针伤口,五六次大出血,其毒如油。交血出,血尽则
但毒出。尤不限伤口,肿处皆针之,大出血。后雄黄
末和中黄膏贴之,用越婢加术附汤。肿消后,宜五物
解毒汤。肿不消散者,每日宜刺而出血。若其毒至深,
腐败者,宜参考痈疽及脱疽治法施治。"蜂螫重症,治
法与蝮蛇咬伤同。按:《医学纲目》疗蛇咬,用雄黄、
麝香、白芷。《圣惠方》蛇咬心头热躁,眼前暗黑,白
矾、甘草末等分,水服一钱即止。山胁氏、原氏、本
间氏,狗咬用白玉汤。杏仁三钱、桃根白皮二钱,水煎
服。和田氏甘草解毒汤,加马钱子、雄黄,煎成,内
铁酱少许,温服。俱详于本书。《方舆》载甘草解毒
汤、通坚散、雄香散。

汤火伤① 灸疮、漆疮

桂枝去芍药加蜀漆龙骨牡蛎汤

恶寒甚者，用此。

柴胡龙骨牡蛎汤

大热者用此。又，灸后发热者。

一滴膏家方

治金疮出血及汤火伤，诸疼痛者。乳香、椰子油各一两，小麦二合，麻油二合。上四味，先以小麦内麻油中，煮之二时许，小麦变黑色，以浮游为度，滤过去麦，内二味烊解。以绵絮撮切者数片，内膏中储之。

三味蒸剂家方

三黄丸

按：华冈氏谓汤火伤不可敷燥剂者，确言也。敷之，火毒内攻也。凡汤泼之及满面者，急去腐皮，摊一滴膏于绵片贴之，日二次。若恶寒者，与救逆汤。至翌日，有腐皮残者，则以蒸剂或汤蒸之，去腐皮而

---

① 汤火伤：病名，即被滚水、热油所烫，或被火烧灼肢体致伤。见《圣济总录》卷一百三十四。又名烫火伤、火烧疮、汤泼之烧、水火烫伤等。

贴膏。若壮热者，与柴胡龙骨牡蛎汤。凡汤火伤，有腐皮残者，则后成瘢痕，取尽腐皮则愈。后面部复，故无一点之痕，屡试屡效。若汤火伤，经二三日，腐皮急难去者，日蒸而去腐皮，后贴膏。如此三四日，以能取腐皮尽，为妙。若患人四五岁，则宜不愈之间，傍人看护，不令搔面而可也。又，汤火烧手指者之治法，详于本书。《千金方》云："凡火烧损，慎勿以冷水洗之，火疮得冷，热气更深转入骨，坏人筋骨，难瘥。"又云："治火烧闷绝不识人，以新尿冷饮之。"《疡医大全》云："火伤宜用羌活一两煎服，俾火毒得汗外泄，庶免内攻。"武田氏《秘录》云："汤火伤内攻者，石膏黄连甘草汤。又，火毒甚者，用紫丸下之。又，遍身烧灼者，急莱菔汁，或童便随使用之。后以好酒盛瓮中，令病人浸入其内，则虽重不至死。"此法出于《广笔记》及《本草汇言》。龚氏曰："一人夜间回禄，烟熏致死者，以萝卜捣汁灌之，即苏。"按：灸疮不早愈最效，何则？毒从此去故也。若久烂而不愈者，中黄膏加红矾少许，贴之即愈。凡不问何疮，久烂不愈者，贴之屡效。又，红矾一味，末敷嵌甲疮，妙也，以盐汤洗而后敷也。治漆疮蟹黄涂方《圣济》。生螃蟹。上一味取黄，涂敷疮上，日三五度。按：漆疮轻者，以生柳叶煎汤洗之。又，芒硝浸汤洗之，有效。重者，无如生蟹者，不限黄，擂碎全身涂之，且食之，则无内攻之患。

漆疮作痒，谭氏方用蜀椒煎汤洗之。《相感志》云："凡至漆所，嚼川椒涂鼻上，不生漆疮。"《本草》蜀椒附方。

诸骨哽 竹木刺

疗鱼骨鲠在喉中，众法不能去《外台》

取饴糖丸如鸡子黄大吞之。不去，又吞。又方，小嚼薤白令柔，以绳系中央，持绳一端，吞薤到哽处，引哽当随出。又方，作竹篾刮令滑，绵缠内咽中，令至哽处，可进退引之，哽即出。

疗食诸鱼骨鲠久不出方《本事》

上以皂角末少许吹鼻中，得鲠出，多秘此方。

治误吞针方《圣济》

磁石一弹丸大。上一味，口含之，即出。

误吞针刺哽咽疼痛者，用乱麻筋一团搓龙眼大，以线穿系，留线头在外。汤湿急吞下咽，顷刻扯出。其针头必刺入麻中同出。如不中节，再吞再扯，以出为度。

餈糕噎咽，逡巡至死本朝经验。酽醋灌鼻孔中，立喷出。

竹木刺硬深难出者，用蝼蛄捣烂涂刺上，一时许，其刺自然吐出，取去之则愈矣。华冈翁亦云。按，翁又云：针折入肉者，磁石末和膏贴之，即效。凡竹木刺硬深者，可讬专门。

《疡科秘录》云："骨哽先完咽米饭一块，则自脱者也。若不脱者，用吐方为良策。吐则骨哽等亦从而出，宜撰用双矾水。"吐酒石双矾水方：矾石、丹矾各五分，水一合。上三味混和，顿服。

梅　疮

葛根汤　大黄牡丹皮汤　六物解毒汤　七宝丸　紫丸　黄连解毒加石膏汤　朱硼散方见口舌门　**解毒剂**香川　**梅肉散　蛈针　伯州散　加味六物解毒汤**方见淋疾门　**元生膏　丹霞条**山胁

治上部结毒头痛、瘰疬及咽喉腐烂。方铅一钱八分、水银二钱、朱砂一钱、沉香二钱、人参五分。上五味，盛铅土盏，上火熔化，内水银，柳著拌，令相得，倾注于纸上，研至如泥。入朱砂、沉香、人参末三味，和调二十四分，填贮纸管，火燃吸烟，昼夜二次。

化毒丸山胁

疗梅毒沉深，兼理偏枯及一切痼毒腹痛等。熏陆一钱，大黄、鸡冠雄黄、乱发霜各三钱，生生乳一钱。

上五味糊丸，辰砂为衣，每服一分，日二夜一。病重者，日用至五六分。

下疳初起，与葛根汤，四五日后，用六物解毒汤。六七日热解而用七宝丸。凡六日至七日服紫丸，疮愈。口中腐烂者，用黄连解毒加石膏汤。石榴皮煎汁加枯矾少许，含漱日七八次，朱硼散水解涂舌上。腐烂愈后，与解毒剂，二十日许而止。若阴茎皮肿者，宜以针或蜞针日去恶血。若痛剧，臭气甚者，毒盛也，可用梅肉散，大抵七宝、紫丸，丸散方之分量，半减而用之有效。尿道内发下疳疮，香川氏谓之窍内下疳，华冈氏谓之内疳疮，世所谓自梅毒来，脓淋也，难急治，宜缓治之。用加味六物解毒汤，兼七宝丸，日一分。若阴茎肿者，用蜞针或针去恶血。又，有用大黄牡丹汤，《秘录》猪苓加大黄汤兼粉丸。便毒消散，则为结毒，故难成脓者，亦令强成脓为上策也，宜与葛根汤，兼用伯州散，或负重任，日强力足劳脚则起胀。若尚不起胀者，白芥子末，酒和涂疮上，或贴元生膏，则必成脓也。脓溃则宜从肿疡之治法，后六物解毒汤，兼用七宝丸，日一分或二分。若秘结者，或用牡丹汤。杨梅疮，初用葛根汤发之，后用六物解毒汤。热解后，用七宝丸。痛剧者，用梅肉散下之。本间氏云："有疮口脓汁凝固作盖，渐成堆者，是不贴膏故也。"又曰："难愈者，宜化毒丸、丹霞条。"《一贯》云："下疳，下剂有效，梅肉丸良。疳疮痛甚者，可早用梅肉也。梅毒初，有时时寒热、盗汗等症，宜先发表而后下之。经数日，则无若症，脉见沉细者也。方此时，宜用五宝、轻粉、化毒等。"又，有用轻粉而下血者，多死者。一家传云："梅毒久不愈，头有肿，按之为凹而脓出，面色青黄，或颈项有瘰疬者，饵食鸡肉有效。"又，为痿躄状者，入反鼻酒剂等良。梅毒一切诸药无效者，鼹鼠霜酒服，妙也。又，疮毒推药方，胡桃七个为末，敷鼻柱，即鼻骨之毒，忽移他。予传之于或俗家也，试之妙。凡服轻粉后，觉胸中如有饮或呕者，石膏有效。武田氏《秘录》云："结毒实状而重者，生生乳剂。虚状者，饵食鸡肉。实状而诸药无效者，宜熏药。凡毒结眼者，非熏药无效。凡女子之结毒，多兼瘀血，见劳状者也，宜兼用湿漆丸、五宝丹。治上部结毒，食不进者，有大、小柴胡症。"按：吾门梅毒骨痛，乌头汤兼七宝丸，元生膏贴结毒有效。一男子咽喉结毒，绝食五日，以膏摊于绵片，径四寸，以贴结喉上。一夜而发水泡，翌日食糜粥，贴之六七日，而能饮食，数日而愈。其他结毒于头项、手足等者，贴之，治数人屡效。《秘录》云："结毒治法，宜先与桂枝加术附汤而动毒，后用轻粉、化毒熏药等。身体疲劳者，令饵食鸡肉、鳗鲡类。"按：本间氏咽喉结毒，用熏药凉膈加石，重者五宝丹。手足结毒，用解毒汤、化毒丸。头颅结毒，用熏药、防风通圣散。梅病用解毒汤、翘玄汤、熏药。阴囊结毒，专断截也。凡结毒，专外治者，可讬专门。

按：凡病人，每病患附子剂之症者，希有焉。其人患下疳等，则宜与葛根加术附汤等，后与桂枝加术附汤，不用他药而愈。此症用轻粉丸则多死矣。五郎兵卫街近江屋某，三十五岁，尝患伤风，或头痛，或腰痛，或泄泻等症，每病非附子剂则不愈。尔后患下疳，予与葛根加术附汤。家人疑予非专门，讬外科治之。与轻粉丸下利数行，变症蜂起，不日而死。一男子二十岁，患蜡烛疮，素阴茎长四寸，腐蚀而为二寸半。先考与桂枝加术附汤二十日，不用他药而腐蚀止，生龟头而复故，只阴茎短于平素一寸半。《方舆》载四物解毒汤及葳蕤汤、桔梗解毒汤、威灵仙汤、芪归汤、再造散、五宝散、紫金丹、凌冬饮、连翘汤、败毒汤、通圣散、四顺清凉饮、逐毒散。

痈　疽

葛根汤

痈疽初发，恶寒发热，头项强痛者，宜发表之。

发背初起未成，及诸热肿，以湿纸搨上，先干处是头。著艾灸之，不论壮数。痛者灸至不痛，不痛者

灸至痛乃止，其毒即散，不散亦免内攻，神方也。李绛
《兵部手集》。

若不堪热痛者，宜隔蒜灸。先以湿纸覆上，立候，
纸先干处为疮头，记定。然后用独蒜，去两头，切中
间三分厚，安疮头上，用艾炷于蒜上灸之。每五炷，
换蒜再灸。如疮大有十数头作一处生者，以蒜捣烂摊
患处铺艾，蒜败再换。

桂枝加黄芪当归汤　　伯州散

将成脓则宜与此汤兼此散，或合排脓汤。

大柴胡汤　　黄连解毒汤　　调胃承气汤　　大黄牡丹汤

至十四五日，大便秘结，口舌干燥，或生黑苔或
嗜冷水及瓜果，腹满谵语者，宜撰用此四方。

当归芍药散去泽泻加参芪汤　　黄芪当归生姜人参汤方见痘门　　芪归建中汤　　排脓汤

割截之后，与芪归桂枝合排脓汤，兼用伯州散。
若脓稀薄，则与归芍散，去泽泻加参芪汤兼伯州，饵
食鸡卵或芪归姜参汤加鹿茸。若腐肉难去，只稀脓出，
秽气熏蒸，渐渐腐败而深陷，脉微弱，身体羸瘦，微
恶寒者，上加减归芍散料加附子。若腐肉已去，脓将
尽，盗汗出者，芪归建中或加龙骨。若消渴者，麦门
冬汤加五味子、栝楼根。若四肢挛急者，芍药甘草附
子汤等，皆津液枯竭故也。

《要诀》云："痈疽未溃之际，憎寒壮热，狂言妄语，如见鬼神，脓去已多而大热不休者，似为难治，盖毒之得脓，犹伤寒表证之得汗。汗已而反大热，则为坏伤寒矣。"又云："出脓过多而羸瘦者，芎归汤。"《方舆》凌冬饮，诸肿毒服之，未成者内消，已成者即溃。其方忍冬、黄芪各一钱五分，当归三分，甘草一分。上四味，以水二合，煮取一合，加酒更煎数沸，温服有奇效云。予未试。

华冈氏曰："痈愈后，半年或一年之间，不可食荞麦、麻油。"《方舆》载败毒散及连翘汤、凉膈散、凌冬饮、梓叶汤、樱皮汤。

疔　疮

葛根汤　越婢汤　大青龙汤

面疔初发，急用水蛭三四十枚。令吮血后，宜撰用上之三方。翌日亦施蛭针，如前日大出血，四五日则大势已解者也。

黄连解毒汤加连翘、犀角　三黄汤加石膏

表热已去，里热者，撰用之。

大承气汤

里热甚，舌上黑苔，便秘腹满，烦闷将死者。

大、小柴胡汤

患处化脓后，荏苒寒热往来者。

加减当归芍药散料

脓多出，腐肉尽去，热渐退，痛减者，宜此汤。

《本草》引《肘后方》云："疔肿垂死，菊花一握，捣汁一升，入口即活，此神验方也。"冬月采根。按：试此方，有神验。菊花，实治疔圣药也。

《秘录》云："有红丝疔者，发于合谷及掌背、指缝、指节及跗上。指缝、指节初生一点之小疮，尖圆而如疥癣，四畔微焮肿，红丝自疮上起，立走注也。发于掌背者，上攻至肱。发于跗上者，至膝，恶寒发热也。"治法：针刺红丝尽处，出血则不上攻而自消也。疔心亦针刺而出血，此症无至死者。《纪闻》云："疔发于手足腹背者，可治。发于面者，危矣。发于人中及口吻者，多死也。"

痘疔，针刺而贴破敌，内服柴胡去半夏加栝楼、连翘大黄汤，或黄连解毒汤加犀角。《秘录》。按，《千金》云："凡疔疔肿，皆刺中心至痛，又刺四边十余下，令血出。"又，本间氏曰："疔疮不施针刺、刀截之法，则多难救也。"实确言也。青洲翁云："患疔者，可严禁沐浴。"《素问》曰："膏粱之变，足生大疔。"按：痈疽疖毒亦然，宜淡薄饮食而免此患。

瘰疬

翘玄汤 山胁家方

治蛇盘瘰疬，颈筋凝硬。连翘一钱，玄参、木通各七分，升麻、羌活、山栀各三分，熏陆、甘草各二分。上八味煎服。

夏枯草煎 华冈

治瘰疬神方。夏枯草新鲜者，百二十钱，鲫鱼八十钱，去肠胃及秽物，贝母八钱，锉，以填鲫腹，红线缝合。上三味，先以醇酒二升，渍夏枯草一日一夜，煮取五合，绞去滓，入鲫鱼。更煮半日许，如膏下火。又，去贝母，但食鲫与汁，三日而尽之。若吐血则止服。

《疡科琐言》云："真瘰疬，未变色者，用夏枯草煎二剂，则消散也。应者能食，不应者呕吐。"又云："不可用斑蝥、矾石等。瞑眩甚，且有翻花之忧。"又云："瘰疬与乳岩同物也。"《秘录》云："真瘰疬，九死一生，难治。未成脓者，翘玄汤兼用夏枯草煎，此方尤有奇验，用二三剂，则能消散也。间亦有残核至小而不全消者，不治亦不为害。用此二方而不消散者，宜令成脓，葛根术附汤，兼用伯州散。"马刀疬生于颈，核大椭圆而如马刀，宜柴胡加石汤、夏枯草煎。不消散者，与葛根加反鼻汤。此症易成脓，不为难治。

梅疮，化脓者，易治；不化脓者，翘玄汤兼用丹霞条，抹搽神水膏。尚不消散者，断截如施便毒难化脓者之术。断截后，贴破敌。结核于颈及颔下，似瘰疬者颇多。眼病，或咽喉病，或服轻粉，口中腐烂者，或中兔毒者，或痘疮、麻疹、头疮、久咳等，皆成结核。柴胡加石膏汤有神验。凉膈加石膏汤亦效。凡瘰疬结核，饵食海藻、昆布、裙带菜、芋栖菜、昆仑菜等，则有消散之效。一男子下疳愈后，左耳下生结核，大如桃。家君与葛根加大黄汤，三十日而半消散，六十日而痊愈。

葛根加术附汤　伯州散　葛根加反鼻汤　柴胡加石膏汤　葛根加大黄汤

《千金方》云："一切瘰疬，以独蒜截两头留心，大作艾炷称蒜大小贴疬子灸之，勿令上破肉，但取热而已。七壮，日易蒜，日日灸之，取消止。"《方舆·輗》云："灸瘰疬上良。"瘰疬一因气，一因毒。因气者，及其溃，只黄汁出；因毒者，稠脓出。大凡稠脓出者，可治；黄汁出者，不治。《本草》云："夏枯草，治瘰疬之圣药，然非大剂多服，则不能奏效。"又云："瘰疬溃烂，土茯苓尤效。"治瘰沥溃烂方。陆氏。冷饭团切片或为末，水煎服，或入粥内，食之。须多食为妙。江西所出色白者良，忌铁器发物。按：《景岳全书》土草薢汤，土茯苓一味也。其主治云："治杨梅疮及瘰疬，咽喉恶疮，痈漏溃烂，筋骨拘挛，疼痛皆妙。"

治瘰疬方《千金》

上用白僵蚕，治下筛。水服五分匕，日三服，十日瘥。《圣济》作："一钱，七日再服。"

又方《千金》

狸头一枚，炙捣筛，饮服方寸匕，日二。

治瘰疬肿结内消方《圣济》

海藻一斤。上一味，用酒五升，浸数日。食后，少少饮酒。

又方《圣济》

蜗牛壳不拘多少。上一味，捣为散，每服二钱匕，空心米饮调下，日再，至四十九日自消。按：《圣济》有蜗牛丸。蜗牛半碗，鸡苏半斤也。

治五种瘰疬牡蛎散方《圣济》

牡蛎煅研、连翘瓦上炒捣，各一两。上二味为散，每服一钱匕，临卧酒调下。

治瘰疬内消方《圣济》

小麦淘净。上一味，煮三五升，频吃即愈。按：《本草》瘿瘤门云："消瘿，小麦醋浸，同海藻末酒服。"

治瘰疬结聚不散硬如石《圣济》

大蒜三钱，捣烂，麝香研，半钱匕。上二味，和匀敷于帛上，贴之。一日二易，旋捣最好。

治鼠瘘方《圣济》

蜻蜓烧存性，细研。用醋调如糊，先以盐汤洗疮，涂敷，日再易。

南星膏《医林》

治皮肤头面生瘤，或软或硬不通。生南星大者一枚，研如膏。无生者，干者为末。上醋调和膏，先将小针刺，令气透，以膏摊纸上如瘤大小，贴。觉痒则频易贴。

《本草》云："鲫鱼生捣，涂恶核肿毒不散及瘑疮①。"

《肘后》云："芥子末和醋，涂瘰疬。"

青膏

五爪龙细锉，以麻油一升煮之，令黑色。布滤去渣，内蜜蜡八十钱，再煮，以盛陶器，安水中少时，乃成膏。如不成，则更加蜜蜡适宜，再煮之可也。一切瘰疬，贴之速消散也。又，贴乳肿痛妙也。松冈玄达翁之试效也云。

妙灵散《朱氏集验》

治瘰疬。滑石。上为细末，每服二钱。

---

① 瘑疮：生于足间的疽疮。

单方同

治瘰疬破与未破，及脓血淋漓，其效如神。牡蛎煅，八两、甘草二两。上二味匀拌，每服二钱。

《病因考》云："独颗者为结核，续连者为瘰疬，此症宜饵食肉物和气血，能成稠脓而愈，不然则不成脓，只黄汁出难治。浴涌泉，且多灸肩井、膏肓、身柱、曲池等。"《说约·瘰疬门》家方顺气剂，择加果、苓、薏、贝、桔，或排毒剂、解毒剂。食疗果蠃饼，灸涌泉。《漫游杂记》瘰疬，服泻心汤，兼服再造散。又，丝瓜络，烧酒服一钱，日三。《方舆》云："真瘰疬，自气郁滞生。"又云："瘰疬自胎毒来者，土萆薢汤兼用玄龟丹，又兼服再造散。初起未甚者，用忍冬花、蒲公英，各四五钱，以水二碗煎，朝夕代茶饮之多饮有效。"和田氏云："瘰疬，鸡肉多食良。"灸法与《病因考》同。外有肩髃、肘髎、膝眼。按：后世之方书，《瘰疬门》载十六味流气饮。予弱冠时，一女子患瘰疬，用流气饮百余日，无寸效，遂疲劳而死。华冈氏云："真瘰疬与乳癌同物也。"予意初与夏枯草煎，若不应，则宜翘玄汤兼服七宝丸，日一二分许。然非久服之，则无效。《三因方·瘰疬门》必胜丸方中，有轻粉、鲫鱼。白花蛇散方内有腻粉。又，兰书以水银为解凝剂，瘰疬用之。若病人壮实，则熏药亦定有效。可试也。

治疣方

川谷、甘草少。上水煎，多服而妙也。

《方舆》载夏枯草汤、瞿麦汤、小柴胡汤、逍遥散、土萆薢汤、桔梗解毒汤、再造散、逐毒散、伯州散。

疥癣、臁疮

葛根加反鼻汤或加大黄　桂枝加黄芪反鼻汤

湿疥重者，发表后，用此。

六物解毒汤

疥疮出脓久不已者，土茯苓上品多用有效。有持。

蓖麻子散　元圣膏　蛸针

按：疥疮初发，香川氏用排毒剂；和田氏用浮萍散；本间氏用五物解毒汤，即四物解毒加荆芥汤也。

《病因考·疥癣门》云："治方土茯苓剂，食鸡肉及鼠肉，则能发早愈，禁外敷药。"和田氏云："疥疮初发，用发表之药，七八日后，用解毒剂。"《疡科琐言》云："疥疮初发，宜发表，多食鼠肉、狐肉，即能发也。"《行余医言·疥疮门》云："若用外敷药愈之，或浴冷泉取速效者，甚则直成暴水胀而死。"《证治要诀》云："疮癣疥，此虽皮肤小疾，不足为害。然疮有恶疮，癣有顽癣，疥痨嚼肤，尤为烦扰。甚至经年累月，不能脱洒。凡病此者，不当专用外敷药，须内宣其毒可也。"按：湿疥重者，初起与葛根加反鼻汤。半月或一月许，时时食鸡肉、鹿肉等。十分发而后，与桂枝加黄芪反鼻汤。二三月或四五月，脓尽欲愈时，以蓖麻子散擦遍身。只当避头面及颈、腋下、肘、膝、手掌、足心、阴处、肛门边。凡七日，休息一二日，而入浴桶，与六物解毒汤半月许而止，是治湿疥之正法也。如此，则非止愈疥疮，从来之宿疾脱然而去。香川氏谓："外疮之发出者，最是喜事亦宜哉。"《正宗》云："夫疥者，微芒之疾也，发之令人搔手不闲。"实烦扰之病也，思早愈之，而勿用七宝、梅肉等。内攻而为暴水肿，多至死者，慎哉慎哉！疥疮初起，有可附子者，宜葛根加术附汤。凡湿疥出脓时盗汗出，故用桂枝加黄芪反鼻汤。又，干疥虽轻者，远浴。五六月而后，可搽蓖麻子散，绝无内攻之患，或与葛根加荆芥汤。又，疥疮渐瘥，手足处处结聚而出脓者，宜贴元圣膏于疮上，或施蜞针，妙也。顽癣初起，未蔓延时，贴元圣膏于疮上，后施蜞针，或乱刺去恶血，内服葛根加大黄汤。臁疮者，施蜞针，又贴元圣膏，或乱刺而出血，内服葛根加大黄汤。按：香川氏谓疥癣、臁疮及肾囊风，禁外敷速愈药并涌泉者，确言也。予往往见犯此禁而死者，可慎。《方舆》载浮萍散及苦参一味汤、四顺汤、再造散。治臁疮，杨梅皮汤。

堀留和泉屋清助妻，年五十，头上悉生小疮，脓汁凝固，成痂不得梳者一年。医二三辈，疗之不愈。请予，予与葛根加大黄汤，以剪刀除去百会穴处脓汁凝固成痂者，径三寸，贴元生膏，日取毒水。六七日，糜烂处，施蜞针十余枚，去恶血。复施元生、蜞针。如前三次，则脓汁尽，落痂一月而痊愈。此症，元生之功大。

痔 脱肛

当归芍药散加人参地黄汤　芎归胶艾加三七汤 泻心汤

断截痔漏、肠痔，则宜用加味归芍散料。若出血过多，则用胶艾加三七汤。三七，广东人参也。

桂枝茯苓丸料合泻心汤　桂茯丸料合黄连解毒汤

肠痔、脱肛痔，与桂茯泻心合方。又，内痔不宜大黄剂者，与桂茯解毒合方。脱肛痔阳证，大肿而疼痛者，用桂茯泻心合方，肿上施蜞针而出血，屡试屡效。《本事方续集》论脱肛痔。

桃花汤 《伤寒论》

脱肛痔阴证，无疼痛燉肿之患。平生只有便信，屡如厕，里急后重，而大便不通。唯脱肛，脱肛则便信暂止，归则复如厕。一日数行，渐渐脱肛长大，后每度下血，面色萎黄，宜此汤。或云：柴胡去半夏加芪归升麻赤石脂汤，神验。

芎归胶艾汤　黄连解毒汤　红矾丸家方

脉痔者无痛，下血一次一二合或三四合，俗称波志利痔，宜撰用此二汤。虚里动高者，兼用红矾丸。又，有世俗称切痔及裂痔者，此亦大便交点血者也，酒客多此症。大便则痛甚，肛门破裂也，不宜大黄剂，宜桂茯解毒合方，或归芍散解毒合方。且灸长强，每日一百壮。

大黄牡丹皮汤

内痔，无肠内破裂，但痛甚者，催痔漏之兆也，宜与此汤。

雄黄熏《金匮》

苦参汤《金匮》

患痔人，肛门生虫，谓之虫痔，宜撰用此二方。苦参汤，《金匮》不载方，《金鉴》载之。苦参一升，以水一斗，煎取七升，去滓，熏洗，日三。

六物解毒汤　七宝丸

梅痔用此二方。看法详于本书。

蜞针

脱肛痔及牡痔，施之有效。予素有牡痔，发则以水蛭八九枚，令咂患处。不愈，则次日亦施之，即愈。

辰砂膏 家方

治一切痔痛。椰子油、辰砂。上二味，冬时直合和摊于绵片，贴之。夏时加黄蜡适宜，内痔入此膏于肛门内。

治痔方《千金》

以蒲黄水服方寸匕，日三。《外台》云："治痔疾，每大便常有血者。"

治五痔小香连丸方《圣济》

黄连麸炒焦黄色。上一味为末，以鸡子清和丸，梧子大，每服十五丸。温酒下，十服取效。

治血痔地榆散《圣济》

地榆锉。上一味，捣罗为散，每服二钱匕。饭饮调下，日三服。

和田氏云："一切痔疾，除脱肛，皆金铃散有效，兼用于解毒剂等可也。"金铃散，牵牛子一味也。《病因考》云："今之下血者，多痔也。内痔痛甚者，后为漏也。"又云："脱肛，痔中之一症也。痔不下血者，灸腰眼、八髎。脱肛者，宜饵食大牢①及兔、鸡卵。"
《说约·痔漏脱肛门》家方解毒剂，马膏或熊胆、猪脂
之类，点之。肛脱者涂之，以绵推入。食疗：龟肉、
牛肉、鸡肉、鸡卵、兔肉。灸涌泉。

治痔方 《千金》

涂熊胆，取瘥止，神良。一切方，皆不及此。

鲋鱼泥治痔痛

鲋鱼去鳞、肠为泥，涂痛处。

治痔痛

蜗牛四五十头，以麻油煮，以为膏为度。沼氏蜗牛
霜敷之。

虫痔坐药

胡粉、水银各等分，调和，绵裹，夜卧入谷道中。

肛门痒不可忍，殆似虫痔者，半夏末和姜汁。先
洗肛门，后涂之，即愈。上四方，武田氏《秘录》。

治痔疾下部发肿，痛不能行者 《圣济》

半夏，研，令极细，入龙脑少许，同研。用津唾
调，摊软纸上贴之。良久有水出，渐消矣。

---

① 大牢：大牢，亦称太牢，即古代帝王祭祀社稷时，
牛、羊、豕（shǐ，猪）三牲全备。古代祭祀所用牺牲，行祭
前需先饲养于牢，故称这类牺牲为牢。若牺牲中只有羊、豕，
没有牛，则称为少牢。本书此处指牛、羊、猪肉。

久冷五痔便，灸脊中百壮。五痔便血失屎，灸回气①百壮，穴在脊穷骨上。《千金》。

南阳云："痔疾下血及久下血，用人参汤加茯苓，得大效。"《正宗》痔漏下血，用加味四君子汤。《医说》肠澼用人参散，取奇效，皆同意也。又云，痔，灸长强、八髎。

治脱肛一医秘方

《伤寒论》桃花汤、赤石脂禹余粮汤二方合和，糊丸服，赤石脂醋制。此方小儿最有效。

又方 直指方

磁石半两，火煅醋淬七次为末，每服一钱。

又方《千金》

以龟头炙研，米饮服方寸匕，日二服。

治脱肛历年不愈《千金》

鳖头一枚，烧令烟绝，治作屑以敷肛门上，进以手按之。有持云："鳖头，内服、外敷皆妙。"

又方《千金》

蒲黄二两，以猪脂和，敷肛上内之，二三度即愈。

---

① 回气：经外奇穴名。出自《千金翼方》。别名长江。位于骶部正中线上，骶骨尖端，脊穷骨上，赤白肉际下取之，计1穴。

脱肛药饵方

鸡一头，去羽肠，以牛黄六分，黑豆三合，入腹内缝，以香酒三升煮之，以摘镊拔出骨为度，七日食。

一小儿三岁，痢后脱肛四寸，动则肛触衣而痛，日夜号泣。里医疗之不愈，经半年，予以陈壁土、五倍子，煎汁洗之，敷五倍子末，与柴胡去半夏加芪归升麻赤石脂汤，七日而半收，十五日而痊愈。

灸法《千金》

病寒冷脱肛出，灸脐中随年壮。脱肛历年不愈，灸横骨百壮。又，灸龟尾百壮。龟尾，即后穷骨是也。

《方舆》载四物解毒汤、凌冬饮、排脓散、单牵牛散、再造散、轻粉丸。

卒　死

备急丸　走马汤　还魂汤《金匮》

救卒死，客忤死。麻黄四两、桂枝二两、甘草一两、杏仁七十个。上四味，以水八升，煮取三升，去滓，分令咽之，通治诸感忤。《千金方》云："主卒忤，鬼击飞尸，诸奄忽气绝，无复觉，或已无脉，口噤不开，去齿下汤，汤入口不下者，分病人发左右，足踏肩，引之药下。复增取一升，须臾立苏。"

按：还魂汤，《千金方》及《翼》《外台》有桂枝二两。《肘后》《千金翼》，皆用麻黄四两，今从之。《金鉴》云："便闭里实者，用备急丸。无汗表实者，用还魂汤。"予意麻黄分量多，而加桂枝者，彻表有力，故用之。或曰："然则称麻黄汤可也？"予答曰："麻黄汤，麻黄三两。此汤麻黄四两，所以有还魂之名也。"

救卒死方《金匮》

吹皂荚末鼻中。

又方《金匮》

灸心下一寸、脐上三寸、脐下四寸，各一百壮，瘥。

又方《肘后》

灸脐中百壮。

又方

令人痛，爪其人之人中取醒。

《千金翼》卒死门治卒忤方

灸人中三十壮。又，灸肩井百壮。

疗卒死而口噤不开者《外台》

缚两手大拇指，灸两白肉中二十壮。

惊怖卒死《本草》

温酒灌之即醒。

入浴晕倒《本朝经验》

以冷水噀面及浇周身，苦酒一升，灌口鼻中。

疗入井冢闷冒方 本朝经验

急解患人衣，偃卧湿地上，以醋噀其面，盖以草荐，半时许，即苏。沼氏云："生姜一两，酒煎顿服。"

按：偶欲入旧井及土室、土窑，则当试下灯火于其中。其火乍灭，则勿急入焉。入则忽中恶气而死，纵不死必病矣。宜灌醋二三升于其中，饮食酒饭，而后徐徐入焉。

疗五绝方《千金》

夫五绝者，一曰自缢，二曰墙壁压迮，三曰溺水，四曰魇寐，五曰产乳绝。皆取半夏一两，细下筛。吹一大豆许，内鼻中即活。心下温者，一日亦可活。按：《本草纲目》以缢死、溺死、压死、冻死、惊死为五绝，亦主此方。

救自缢死法

在《金匮》略之。

又方《千金》

皂荚、细辛末，吹两鼻中。

又方《千金》

凡救自缢死者，极须按定其心，勿截绳。手抱起，徐徐解之。心下尚温者，以氍毹覆口鼻，两人吹其两耳。

又方《千金》

强卧以物塞两耳，竹筒内口中，使两人痛吹之。塞口傍，无令气得出。半日死人即噫噫，即勿吹也。

又方《千金》

蓝青汁灌之。

《愿体集》施《金匮》之法，灸涌泉。《疡医大全》云："必须心口尚温，大便未下，舌未伸出者，救治。"

沼氏云："肛门出粪者，难治。"或云缢死，人中温，而肉柔软者，施拳家之活法，则苏。若人中肉坚硬者，不治。

救压死法《三因》

以死人安著，将手袖掩其口鼻眼上，一食顷活。眼开，与热小便。若初觉气绝而不能言，可急劈口开，以热小便灌之。打扑者亦用此。

按：《奇效单方》云："心头温者，急扶起，将手提其发，用半夏末吹入鼻内。少苏，以姜汁同香油打匀灌之。"

救溺死法《千金》

屈两脚著生人两肩上，死人背向生人背，即负持走行，吐出水便活。

又方 《千金》

解死人衣，灸脐中。凡落水经一宿，犹可活。

或云苏后，灸脐中二三百壮。水死人忌烈火，寒气内攻而至死。

《方舆》云："或曰溺死，肛门未翻者，以酽醋灌之，吐水而愈。"

《一贯》云："溺死，令服酢五六合至一升。"又云："溺死，腹著背者，肛门翻者，足小指不动者，不治。"

按：《千金》"落水死"条云："酢灌鼻。"又，《本朝经验》用热醋一碗，奇效。《愿体集》云："水溺之人，夏月可救，冬天难救。冬天醒后，宜少饮温酒。夏天苏醒后，宜少饮粥汤。"又，《五绝疗法》云："溺死，若五孔有血者，不活。"有持云："溺死，宜按揉其腹，令吐水。"

救魇死法 《肘后》

卧忽不寤，勿以火照之，杀人，但痛啮其脚踵及足拇指甲际，而多唾其面则觉也。

又，皂荚末吹两鼻。

又，以芦管吹两耳。

又方 《千金翼》

灸两足大指聚毛中二十一壮。

救冻死法《本草》

冬月冻死，略有气者，炒灶灰包熨心上，冷即换。待气回，少与酒粥，不可近火，即死。灸神阙、气海、关元，十五壮。

《肘后方》云："凡卒死、中恶及尸蹶，皆天地及人身，自然阴阳之气。忽有乖离否隔，上下不通，偏竭所致。故虽涉死境，犹可治而生，缘气未都竭也。"《甲乙经》曰："尸蹶者，死不知人，脉动如故。"

癞

**大承气汤　大黄牡丹皮汤　七宝丸　瓜蒂散
紫丸　蜞针　元生膏　针　神秘丸**龟井氏

治天刑病。大枫子五十钱，荆芥、大黄、柏皮、樱皮烧存性，各三钱，苦辛、炉甘石各五钱，葫芦烧存性，一钱五分。上八味，细末糊丸，梧子大，每服一钱，白汤送下。日三，服之十日。其夜临卧，酒服芎黄散一钱。至十一日早上，服紫丸。强人五分，羸者二分，白汤送下。轻者一剂，剧者二三剂得愈。禁酒、生冷、鱼鸟、房事。

松香散　松叶散

《千金方·恶疾门》云："有诸处不异好人，而四肢腹背有顽处。"又云："有直置顽钝，不知痛痒者。"按：后世所谓死肌也。此病口眼㖞斜者，疑似于中风。发恶疮者，疑似于梅疮、脱疽等。虽然余病者，无死肌，此病必有死肌。试刺针五分或一寸，更不觉痛也。癞病初发难决者，宜先试刺针有死肌否，而决嫌疑也。张会卿曰："疠疡砭刺之法，子和张先生，谓一汗抵千针。盖以砭血不如发汗之周遍也。然发汗即出血，出血即发汗，二者一律。"又曰："若恶血凝滞在肌表经络者，宜刺宜汗。若恶毒蕴结于脏腑，非荡涤其内，则不能痊。若毒在外，非砭刺遍身患所及两臂、腿、腕，两手足指缝出血，其毒必不能散。"《全书》。《本草纲目》"水萍"条"发明"，《颂》曰："治恶疾疠疮遍身者，浓煮汁浴半日多效，此方甚奇古也。"《方舆·輗》云："此方疠疾阳证者，试之三五日而有奇效。入浮萍一斤于寻常浴桶中，浓煮而浴之。日三四度，则不温覆而汗自出，内服浮萍散。"又云："在阳者，禁酒肉，断房事，尽其治则可痊愈。但阴证合谷肉脱者，决不治也。"《秘录》云："《素问》并诸方书，论疠之病因而云，受不正之风而发，予意不然。不慎饮食，纵食禽兽诸肉及叔鲔①、鲄鲄、鱼鳁等，自然生败血，作诸疮疡之病因也。其中败血凝滞剧者，遂作疠风也。

---

① 叔鲔：小的鲔鱼，鲔即鲟。

虽自发者起于此因，然传父母之血脉而患者尤多。"《千金方》云："余以贞观年中，将一病士入山教服松脂。欲至百日，须眉皆生。由此观之，唯须求之于己，不可一仰医药者也。"又云，一遇斯疾，即须断盐，常进松脂。一切公私物务，释然皆弃，犹如脱屣。凡百口味特须断除，渐渐断谷，不交俗事，绝乎庆吊。幽隐岩谷，周年乃瘥。瘥后终身慎房事，犯之还发。又云，《神仙传》有数十人皆因恶疾而致仙道，何者？皆由割弃尘累，怀颍阳①之风，所以非止瘥病，乃因祸而取福也。

治恶疾方 《千金》

炼松脂投冷水中二十遍，蜜丸服二丸，遇饥即服之，日三。鼻柱断离者，二百日服之，瘥。断盐及杂食、房事。

仙人治癞病神验方 《千金翼》

取松叶不问多少，煮三五遍，令苦味尽。曝干捣末如面，先食，服二方寸匕，日三。渐增之，或可至四两，随人多少至一斤，饥即服之，能愈万病，又益寿延年，杀三虫食人五脏，动发若病难忍，四肢重不仁，妇人产后余疾，月水往来不得续。男女少者，药

---

① 颍阳：颍水之北。传说古高士巢父、许由隐居于此，后因以借指巢、许。

悉主之。《本草》有服食辟谷方，其文云："《千金方》用松脂十斤，以桑薪灰汁一石，煮五七沸，漉出，冷水中旋，复煮之。凡十遍乃白，细研为散，每服一二钱，粥饮调下，日三服。服至十两以上不饥，饥再服之。一年以后，夜视目明。久服，延年益寿。"

按：凡治癞，四月至八月，为佳时。轻者用神秘及芎黄、紫丸如法，施蜞针或铍针于赤斑及瘀血处。取血，三日一次。如此，二月许而愈，后久服松叶散等，益佳。尤禁酒肉房事。痊愈后，亦三年禁之，是治阳证轻者之法也。稍重者，多不得痊愈者。纵偶得痊愈，非终身禁酒肉房事，则病必再发，而不得为久完人。须决意为木食也，为木食则病必不再发矣。我邦自古儒佛之道，并行修行。而仿浮屠氏之徒，则世人信仰之如鬼神。孙氏所谓因祸而取福者也。《方舆》载浮萍加大黄汤、通圣汤、再造散、逍遥汤。

附录

家　方

养正丹《和剂》

水银、硫黄研细、朱砂研细、黑锡去滓，净，与水银结砂子，各一两。上用黑盏一只，火上熔黑锡成汁，次下水银，以柳杖子搅匀。次下朱砂，搅令不见星子，放下。少时方入硫黄末，急搅成汁。和匀如焰，以醋洒之。候冷取出研细，糯米粉煮糊丸，如绿豆大。每服二十丸，加至三十丸。食前盐汤、枣汤任下。

灵砂丹同

水银一斤、硫黄四两。上二味，新铫内炒成砂子。入水火鼎煅炼为末。糯米糊丸，如麻子大。每服三丸，空心枣汤、米饮、井花水、人参汤任下。量病轻重，增至五七丸。忌猪羊血、绿豆粉、冷滑之物。

治呕吐软红丸方《圣济》

丹砂研、砒霜研，各半钱，胭脂一钱，巴豆七粒，取霜。上四味研细，熔蜡少许，入油三两，滴和药为剂，以油单裹之。大人旋丸如绿豆大，小儿如芥子。浓煎槐花甘草汤，放温，下一丸，勿热食，半时久。

通经丸 《本事方》

治经闭。桂枝、青皮、大黄、山椒、莪术、干姜、川乌头、当归、干漆、桃仁各等分。上十味为末，老米糊和醋丸，梧子大。每服二十丸，空心温酒服。

解毒剂

疗梅疮、便毒、下疳、结毒、发漏、筋骨疼痛、诸坏症及癣、臁疮，诸恶疮、脓淋。茯苓、通草、忍冬大、芎、大黄中、甘草少。上，水二合，煮取一合，内土茯五钱，则水四合，煮取二合。加减法：土茯苓、朴樕①、萍蓬根、牵牛子、升麻、枳实，随症出入。弱人或泄泻家，方中大黄代枳。大便秘结或骨痛甚者，须用大黄。咽喉痛加桔。脓淋或有水气者，加苤苡。有水银、轻粉毒，用土茯苓最可也。

败毒剂

治痛痹、风毒、瘟疫类、一切眼疾、咽喉痛、疮肿、疥癣。茯苓、独活大、桔、芎中、枳、柴小或代升、甘小、生姜五分。上水二合，煮取一合。加减法：痛痹，防风、通草、忍冬、桂、附子，随症出入。足痛，加牛膝。骨节痛甚，加大黄。咽喉痛，桔为主。眼疾

---

① 朴樕：即櫟皮。

血多，加栀、柏、菊类。痛甚，加大黄、石膏。风眼，加倍升结。毒眼，加大黄。

狗咬宽中丸

青黛、百草霜各三钱，槟榔、木鳖、番木鳖、黑牵牛、杏仁、芩、连、大黄、雄黄、铁粉各一钱，巴豆四十粒。上为末糊丸。大人三十丸，小儿十丸，白汤下。合十三味。

元生丸家方

主治经闭、天刑、淋疾、水肿、疯犬伤、瘰疬、马刀，不问新久或已溃成漏，深久不瘥；或痈疔便毒，一切顽疮；风湿流注，脚膝引痛；头面发块，或生疮；或中风手足不仁；妇人带下赤白，或阴处糜烂等症。芜菁、桂、茯苓、芍、桃仁、牡丹、大黄各五分，甘草二分。上八味糊丸，每服一分，砂糖汤送下。

救喘丸同

治喘咳倚息不得卧者。淡豆豉十钱，蒸捣如泥，枯白矾三钱，礜石一钱。上三味，丸绿豆大，冷水或砂糖汤送下七丸，甚者加至十余丸。忌食热物等。若服后腹满者，用泻心、大柴胡之类下之，或礜石代砒霜。砒霜则夜间露七夜，收研细。

苓硝丸同

硝石十钱、茯苓四钱。上为末糊丸，梧子大，每服三五十丸。以木防己去石膏，加茯苓煎汤下。患水肿病人，嫌硝石之苦烈者，用之佳。近来此丸代单霸王盐丸，有神验，名桓文丸。

元生膏 同

马知利膏十钱

芜菁末新者，二钱

制铁粉法

铁粉一升、盐八勺。以铁粉入器中，合盐搅，日曝干。以匕搅，日五六次。三四日而入土器，以炭火熬之二时余。以变紫色为度，制铁锈亦佳。

《方舆》所载后世方

六物败毒散 《一闲斋》

羌、桔、芎、甘、升麻、大黄。上以水二合，煮取一合。《方舆》煮法如此，下皆仿之。

连翘汤

治伤寒热毒，变作赤色。痈疽、丹疹、肿毒及眼赤痛，生障翳，悉主之。自《小品》漏芦连翘汤来。翘、芩、芎、甘、麻黄、升麻各四分，枳实、大黄各六分。

上八味，热盛者加芒硝。

牛蒡芩连汤见《方汇》

香薷饮同

生脉散同

消暑汤

治中暑呕而烦渴者。即小半夏加茯苓，加石膏、甘草。

良姜吴茱萸汤

治大吐大泻后，转筋甚者。吴茱萸、木瓜、食盐三味等分，同炒焦，煎服。

柴胡鳖甲汤方见癥瘕

《肘后》疗诸疟方

鳖甲三两，炙。上一味捣末，酒服方寸匕。至发时令服三服，兼用灸，无不断者。

一方《谈野翁试验方》

常山、槟榔、甘各三钱，黑豆百粒。上四味，水煎服。

河间芍药汤《方汇》本方芍药汤也

参连汤丹溪

呕吐全不食者，谓之噤口，胃火甚也。用此方，浓煎，终日细细呷之。如吐再服，但一呷，咽即开。

柏皮汤《外台》

疗热病久下利。

脓血方

黄柏三两、栀子二十枚、黄连四两、阿胶二两。上四味。

千金驻车丸

治大冷洞利肠滑，下赤白如鱼脑，日夜无节度，腹痛不可堪忍者。

如神丸

木香、黄连、阿片各二钱，乳香、没药各一钱，沉香五分。上六味为末，糊丸，绿豆大，辰砂为衣。每服一丸，冷水送下，日三。

无忧散 子和

黄芪、木通、陈皮、桑白皮各一钱，胡椒、术、木香各半钱，牵牛头末四钱。上八味为末，每服一钱。以生姜自然汁调下，治疝及留饮、带下。《纪闻》。

当归汤《外台》

疗三十年下利。

止诸痛方

当归一两、生姜八两、大枣二十枚。上三味，以水四升，煮取一升半，分作三服。不瘥，后作之。

钱氏白术散见《方汇》

紫散

下利后重，不下脓血者。槟榔、厚朴各三十钱，桔梗、水莎、葛根各二十钱，枳实、桂、蓬术各十钱。上八味末用，煎服亦得。

杨起《简便方》云："肚腹微微作痛罢，即泻，泻亦不多，日夜数行者，用荞麦面一味作饭，连食三四次，即愈。"疝泻久不止者，效。

泄泻经验方《景岳》

糯米一升，洗干炒末，入山药一两。每日用半盏，入砂糖二匙，川椒末少许，以极滚汤调食。久泄食不进者，效。

调中汤《局方》

治产后久泄。《纪闻》。甘、归、桂、芍、芎、附子、良姜。上七味。

枳实大黄汤即小承气汤加槟榔、甘草

平胃散见《方汇》

桂枝藿香汤

桂、藿、木香、缩砂、吴茱萸、莪术、甘，七味。

养脾汤

理中汤加茯苓、缩砂、麦芽、姜、枣。平生虚弱之人，饮食易伤，用之。《纪闻》。

《千金》吴茱萸汤

《伤寒论》吴茱萸汤加半夏、桂枝、甘草。

安廪汤

一帆青、茯苓各二钱。上二味，水煎温服。四五日，下利为知。

疗胃反大验方

前胡、生姜各四两，阿胶一两，大麻子仁、吴茱萸各五合，桂三寸，甘五寸，枣十枚。上八味，以酒二升，水三升，煮取一升七合，分再服。

破棺汤

治膈噎。桃仁、杏仁、桑白。上三味，水煎温服。

一方

治呕吐。水莎、良姜、木香、乌梅、干姜、丁香，六味。

独参汤

治反胃呕吐、喘促，粥汤入胃即吐。张介宾。

单香薷汤《肘后》

郁李仁汤

治心腹满，大小便不通，气急喘息者。脚气肿满，发此证亦效。郁李仁、杏仁、橘皮、茯苓、槟、桑白，六味。

紫苏子汤

面肿气急者。见脚气。

济生肾气丸八味丸加车前子、牛膝

麻子汤

治遍身流肿《千金方》。麻子五升、赤小豆三升、商陆一升、防风三两、附子一两。上五味，先捣麻子令熟。以水三斗，煮麻子，取一斗三升，去渣。内药及豆，煮取四升，去渣，食豆饮汁。

麻子小豆汤

服桃花已渴者。大麻子一合，熬，令黄香，捣研，以水挼取汁一合，赤小豆一合，以水二合，煮取一合。上二汁相和，上火三五沸服之。此《千金》疗水气遍身洪肿，百药不愈，待死者方。

连翘汤方见瘟

治疮疥内攻肿。

赤小豆汤山胁

赤豆五钱，商陆、生姜各一钱，麻黄七分，连翘五分，桂二分，大黄三分。上七味，以水三合，先煮小豆。减一合，内诸药，煮取一合。日二剂或三剂。加犀角或反鼻，亦佳。

防己散

治妊孕肿满，喘促，小便不利。防己一钱，桑白、茯苓、紫苏各二钱，木香五钱，姜，煎服。

琥珀汤

治产后水肿。琥珀、术、茯苓、桂、猪、泽、反鼻。上七味，以水一合，冬瓜汁一合，合煮取一合。

瓜子仁汤 方见肠痈

实脾饮 见《方汇》

赤小豆药 《本草》

赤小豆五合一钱、大蒜一颗七分、生姜五片，一钱五分、商陆根一条，一钱五分。上并碎破，同水煮烂去药。空心食豆，旋旋啜汁令尽，肿立消。

二神丸

治水肿、鼓胀及脚气。甘遂择新近者、大黄各等分。上二味，为末糊丸，桐子大。每服五分或一钱，温水送下。

瓜子仁汤 主治见鼓胀

分消汤 见《方汇》

壮原汤同

半夏汤《外台》

主腹内左肋痃癖、硬急、气满不能食、脚背痛者。夏、桔、枳实、前胡、吴茱萸、鳖甲各三分，槟榔二钱五分，生姜四分，人参一分，九味。

牡蛎奔豚汤《小品》

疗奔豚气从少腹起，撞胸，手足逆冷。李根一钱六分，桂八分，牡蛎、甘各三分。上四味。

泻脾汤《千金》

主脾脏病气实，胸中满，不能食。茯苓、朴各七分半，夏、桂、生姜各九分，芩、甘各四分，人参三分。八味常用，加龙骨、牡蛎，或加石膏。

疗腹中痃气，连心以来相引痛，紧急方《外台》

术、枳实各三两，柴胡四两，鳖甲二两。上四味。

宽中汤

芍一钱二分，桂、生姜各六分，朴、甘、枣、枳实各四分，七味。

当归大黄汤《外台》

归、芍、桂、干姜、吴茱萸、参、甘、大黄，上八味。疝痛从肋骨边至背及肩者，效。

桂心汤 《集验》

疗寒疝气来往，冲心腹痛。桂四两、生姜三两、吴茱萸二两。上三味切，以酒一大升，煎至三合，去滓，分温三服。

蜀椒汤 《小品》

主寒疝气，心痛如刺，绕脐腹中尽痛，自汗出欲绝。蜀椒二百枚、附子一枚，炮、粳米半升、干姜半两、半夏十二枚、大枣二十枚、甘草一两。上七味，以水七升，煮取三升，澄清，热服一升。

乌梅丸 奥村

治蚘厥。乌梅三十个、椒四钱、干姜十钱、黄连十六钱、附子三钱。上五味为末，蜜丸。

槟都鹤虱散

疗诸虫心腹痛《外台》。归、芍、桔、橘、桂、参、槟榔、鹤虱，上八味。

椒梅汤

诸虫作痛，口中清涎流出，汤饮不进，危在旦夕者。乌梅、蜀椒、生姜，煎服。

将军汤

治精神不守，言语错乱，妄见妄言，少卧少饥，狂走不常者。大黄一味，水煎无时服之。

参连汤

治诸气疾，冲心直视烦闷，或吐血不止者。参、连各五分或一钱。上二味水煎。加熊胆汁，名熊参汤。

风引汤

除热瘫痫。大黄、干姜、龙骨各四两，桂三两，甘、牡蛎各二两，寒水石、滑石、赤石脂、白石脂、紫石英、石膏各六两。上十二味，杵粗筛，以韦囊盛之，取三指撮，井花水三升，煮三沸，温服一升。治大人风引，少小惊痫，瘛疭日数十发。医所不疗除热方。《巢氏》云："脚气宜风引汤。"

防己地黄汤

治病如狂状，妄行独语不休，无寒热，其脉浮。防己一钱，桂枝、防风各三钱，甘草二钱。上四味，以酒一杯，浸之一宿，绞取汁。生地黄二斤，㕮咀蒸之，如斗米饭久，以铜器盛其汁，更绞地黄汁，和分再服。

酸枣汤 《千金》

治虚劳烦扰，奔气在胸中，不得眠。酸枣五升，参、桂、生姜各二两，石膏四两，茯苓、知母各三两，甘一两半。

归脾汤

治健忘、怔忡、惊悸不寐者。见《方汇》。

流水丸见劳病

久病不寐者，效。

单苦参丸

发狂用将军泻心类，大势解而后用此。

调中汤《古今录验》

疗虚劳补益气力方。麦门、茯苓、甘、桂、归、芍各五分，枣一钱，七味。

柴苓枳术汤《外台》

疗痃癖气，壮热兼咳，久为骨蒸验方。柴八分，茯苓、术、枳实炙，各六分。积热不歇，即加芒硝取利。

逍遥散见《方汇》

五蒸汤《古今录验》

石膏一钱，竹叶八分，茯苓、地、葛根各六分，参、苓、知母各四分，粳米二分半，甘二分，上十味。

竹叶饮

疗骨蒸，唇干口燥，欲得饮水，止渴方。竹叶一握，麦门、夏各一升，大枣二十枚，甘、生姜各三两，粳米五合，七味。

流水汤《小品》

主虚烦不得眠方。夏二分、米一钱二分、茯四分。或加生姜四分。

地黄煎丸 方见后

虚劳羸瘦，腹满，不能饮食，内有干血，肌肤甲错，两目黯黑者。

甲子丸

治劳嗽方。五味、地骨皮各二两，鳖甲三两。上三味为末，炼蜜丸，如桐子大，空心温酒或盐汤，任意服三五十丸。

大武丸

治证同前下利者尤佳。干牛肉朝鲜产、薯蓣、莲肉、茯苓、小茴香各十五钱。上五味为末，枣肉捣膏，入好酒和丸，梧子大，晒干，空心酒下。

獭肝丸

治劳瘵方。獭肝炙干为末，糊丸桐子大，白汤送下。

四顺散 陈实功

治肺痈吐脓，五心烦热，壅闷咳嗽，气急不能安。贝母、紫菀、桔各八分，甘、杏仁各四分。为汤或为末服。

桔梗汤 《古今录验》

疗肺痈，经时不瘥方。桔、术、归、地、甘、败酱、薏苡、桑白。上八味，以水四合，煮大豆半合，取二合汁，去豆。内清酒半合余，合诸药煮之。

黄昏汤《千金》

疗咳有微热，烦满，胸心甲错，是为肺痈方。黄昏手掌大一枚。上一味煎服。

一方《寿世保元》

治妇人腹痛如锥剜，每痛至死，不敢著手，此肠痈毒也。山甲、白芷、贝母、僵蚕、大黄。上煎服，打下脓血，自小便中出，即愈。

犀角地黄汤

治伤寒及温病，应发汗而不汗之，内蓄血者；及鼻衄吐血不尽，内余瘀血，大便黑；面黄消瘀血方。犀角一两、地八两、芍三两、牡丹二两。上以水九升，煮取三升，分三服。喜忘如狂者，加大黄二两、黄芩三两。其人脉大来迟，腹不满，自言满者，为无热，但依方，不须有所增加。《千金》。

独参汤

吐衄甚，欲绝，脉沉，手足逆冷者。

射干麻黄汤

咳而上气，喉中如水鸡声。夏、五味各六分，麻、生姜各四分，射干、细辛、紫菀、款冬花各三分，枣一分半。

厚朴麻黄汤

咳而大逆上气，胸满，喉中不利，如水鸡声，脉浮者。朴五两，麻四两，石膏如鸡子大，干姜、细辛各二两，夏、五味子、杏仁各半升，小麦一升。上九味，以水一斗二升，先煮小麦熟，去滓，内诸药，煮取三升，温服一升，日三服。

泽漆汤

上气脉沉者。夏半升，泽漆三斤，以东流水五斗，煮取一斗五升，紫菀、生姜、白前各五两，甘、芩、参、桂各三两。上九味㕮咀，内泽漆汁中，煮取五升，温服五合，至夜尽。

清肺汤

咳嗽用小青龙加石膏，不已，将成劳嗽者。《纪闻》。

百合知母汤

疫邪解后，咳嗽喝喝，巨里动悸者。百合、知母。上二味。

独圣散 子和

夫富贵之人，一切涎嗽，是饮食厚味、热痰之致然也。先用独圣散，吐之。

三拗汤 见《方汇》

四君子汤见《方汇》

千缗汤见《方汇》

治喘者。

倒换散《宣明论》

治癃闭，大小便不通，小腹急痛，肛门肿痛。大黄小便不通，减半、荆芥大便不通，减半。上为末，每服二钱，温酒调下。

三黄汤《千金》

治下焦热结，不得大便。大黄三两，芩二两，栀二十枚，甘一两。若大闭，加芒硝二两。

八正散见《方汇》

通草汤

治脓淋，小便赤涩，茎中痛者。即六物解毒汤加阿胶、滑石。

生津汤

麦门、芪、栝楼、甘、参、连、地、牡蛎、知母。上九味，或加石膏。

铅丹散方见消渴

通关散

诸卒暴厥，牙关紧急者，先用此，得嚏而进药。细辛、牙皂各等分。上为末，少许吹入鼻内。有嚏可治。

治脚弱上气。昔宋湘东王在南州患脚气，困笃，服此汤大得力。方：苏子、夏各一升，前胡、朴、甘、归各一两，橘三两，枣二十枚，生姜一斤，桂四分。上十味，以水一斗三升，煮取三升半，分为五服，日三夜一。

常山甘草汤

寒热，日再三发者。常山一钱五分，甘草七分半。

虎骨酒 方见脚气

杉节汤

杉节四两，槟榔七枚，大腹皮四两，青橘叶四十九片。作一服，水煎，分三服，一日饮尽。如大便通利，黄水未愈，过数日，再进一服。病根去为度。外用杉节、橘叶，煎汤洗之，神效。

槟苏汤

大黄二分，木香、甘各一分，生姜五分，橘、枳实、桂、紫苏各三分，槟榔六分。九味。

大防风汤

治一切麻痹、痿软、风湿挟虚者。归、芍、地、芪、防风、杜仲各一钱，芎、附各七分，参、羌、牛膝、甘各五分，术一钱半，姜、枣。

— 207 —

犀角汤

治毒流入四肢，历节肿痛。《千金》。犀角三分，羚羊角一分半，前胡、芩、射干、栀各五分半，大黄、升麻各六分，豆豉一升。上九味。

赤龙皮汤

赤龙皮、防己、牛膝、忍冬、木通、羌活、大黄、防风、甘。上九味。

一方

羌活、防风各等分。上二味。

金铃散

治痛风及肛痔。牵牛子炒末。上一味，每服一二钱，温酒。若白汤下，或加茴香，即是子和禹攻散，疝或用之。

柴胡加石膏汤介宾

治少阳、阳明头痛，口干，身热恶寒，拘急。柴二钱、石三钱、甘一钱、姜一钱。

山牛汤《医通》

治梅疮，头痛不止。土茯苓四十钱，忍冬三钱，防风、天麻、黑参各一钱，辛夷仁、芎各六分，黑豆四十五粒，芽茶一撮。上，水煎温服。

先生曰：头痛经久不瘥者，兼施十痊丸或针出血。

提肩散

楸皮一钱五分，楸叶七分，千屈菜七分。上三味。治肾气上攻项背，不能转侧。

椒附散《本事方》

大附子一枚六钱以上者，炮去皮脐，末之。上每末二大钱，好川椒二十粒，用白面填满，水一盏半，生姜七片，同煮至七分。去椒入盐，通口空心服。

陷胸汤

治胸中心下结积，饮食不消。《千金》。栝楼实、大黄、黄连各八分，甘四分。上四味。

附子丸

治九种心痛即九痛丸去狼牙者。附子三两，巴豆去皮心，熬研如脂，参、干姜、吴茱萸各一两。上五味末之，炼蜜丸，如梧子大，酒下。强人初服三丸，日三服，弱者二丸。兼治卒中恶，腹胀痛，口不能言。又，治连年积冷，流注，心胸痛，并冷冲上气、落马坠车、血疾等，皆主之。

枳缩二陈汤《方汇》　治腰痛《经心录》

杜仲、桂各三分，术、茯苓各四分，牛膝、泽泻、干姜、甘各二分。服后，饮酒为妙。

文仲葛氏疗卒腰痛不得俯仰方

附子二分、桂八分、牡丹四分。上三味，治下筛，酒服一刀圭，日再。此主胁肋气痛如打者。

《小品》疗腰痛及积年痛者方

地十分，桂八分，术、甘、干漆各五分。五味捣末，以酒服方寸匕，日三。

当归汤

当归三斤、酒五合

洗眼方

白矾、连、甘、黄柏、红花。上五味。

苿苡散

苿苡二钱，芩、连、茯苓、甘、细辛、大黄各二分。

谢道人大黄汤

疗两眼痛方。芍五分，大黄、细辛、甘各四分，芩二分。

通圣散

因风鼻塞者，戴人使服通圣散。入生姜、葱根、豆豉，同煎三两服，大发汗，鼻立通矣。

辛夷汤 方见鼻

甘露饮 《局方》

治牙疳去血，口臭，齿龈肿痛，腐烂。《方汇》。

六味丸

口臭，牙龈赤烂，腿膝痿软，或口咸。

松叶煎

青松叶、花椒、丁香、桂、五倍子。水煎频频含之。

凉膈散 《方汇》

当道饮

治口舌腐烂，而痛者。车前子、夏枯草各二钱。上二味，以水二合，煮取一合，去渣，内蜜四钱，烊消温服。

清热补气汤 《方汇》

方后云："不瘥者，与附子汤。"先生曰："产后，口舌痛者，服硝、黄、朱、石类，未尝得治。一老医传此方，后屡试之，功力大出意表。"

罗不女牟土方

芦荟末、没药各三钱，明矾末八钱，蜜四钱。上四味，入烧酒一合调，频频含之。

碧雪

治口疮，咽喉肿痛。靛花、蓬砂、焰硝、蒲黄、甘各等分。上五味为末，每用少许，掺舌上，细细咽下。喉痛者，吹入之。

升麻汤 《古今录验》

升麻、石膏、牡丹皮、甘各等分。上四味。

雄黄解毒丸

治急喉痹方。雄黄、郁金各一两，巴豆十四粒。上为末，醋糊丸，绿豆大。热茶清下七丸，吐出顽涎，即苏。未吐，再服。如口噤，以物斡开灌之，下咽无不活者。又，小儿惊风，痰涎壅塞及马脾风或痘毒攻咽，药食不下者，冷水服五七丸，神验。

加味四物汤

治虚火上升喉痛，并生喉疮、喉痹热毒，能降火，甚效。《回春》。归、芎、芍、地、桔、甘、黄柏、知母、花粉入竹沥，服。

马牙硝散

治喉痛及伤寒热后，咽痛闭塞不通，毒气上冲。马牙硝细研，每服一钱，绵裹含咽津，以通为度。

当归散

妇人妊娠宜常服。归、芩、芍、芎各一斤，术半斤。上五味，杵为散。酒服方寸匕，日再服。妊娠常服即易产，胎无苦疾。先生曰："此方有整胎之功。"

芎归汤 方见

艰产大加云母。

独圣散

难产及胎衣不下者，一吐之即出。

通关散

胞衣不出者，用此吹鼻中，得嚏即出。血晕亦效。

治动胎及产难子死腹中，并妊娠两儿，一死一生，服之令死者出，生者安。神验方《千金》

蟹爪一升、甘二尺、阿胶三两。上三味，以水一斗，先煮蟹爪、甘草，得三升，去滓。次内胶，令烊，顿服之。不能，分再服。若人困拗口内药，药入即活。

葵子阿胶汤《千金》

治胎死腹中，干燥著背方。葵子一升、阿胶五两。上二味，以水五升，煮取二升，顿服之。未出再煮服。先生曰："水血下多，子道干涩难出者，此汤必效。若无药物，以热汤一盏，内鹿角菜，令消顿服之。或涂油牝户，亦是济急之良法也。"

回生汤

归、芎、芍、地、术、茯苓、连、甘、桂、芩、参、丁香、木香、萍蓬、大黄。上十五味，水煎服。此方虽不古，屡用屡效。

交加散《良方》

治瘈疭，或颤振，或产后不省人事，口吐痰涎。归、荆芥各等分。上为末，每服三钱。水一盏，酒少许，煎至七分。唯下咽即有生理。

大豆紫汤 方见产后　新制下瘀血丸《一闲斋方》

服枳实芍药散不愈者，此为腹中有干血著脐下，此方主之。亦主经水不利。大黄三钱，桃仁、芍各四钱五分，虻虫一钱五分。上四味末之，炼蜜和为三四丸。以酒一合，煎一丸，取半合。

蜀漆汤《千金》

治产后虚热往来，心胸烦满，骨节疼痛，及头痛壮热，晡时辄甚。又如微疟方：地三钱六分，芪一钱，知母、芍各四分，蜀漆叶、桂、甘、芩各二分。上八味。

栝楼汤

治产后渴不止方。栝楼根八分，参、麦门各六分，甘、地各四分，枣十二枚，土瓜根一钱，崔氏用芦根。上七味。

二味参苏饮

治产后，瘀血入肺，咳嗽喘急。参一两、苏木二两。上作一剂，水煎服。若口鼻黑气起，宜急用此药。加附子五钱，亦有传生者。

夺命丹

治瘀血入胞，胀满难下，急服此药，血即消，衣自下。附子半两，炮、干漆一钱，炒烟尽、牡丹一两、大黄末，一两。上为末，好醋一升，大黄末一两，同熬成膏。和前药，丸梧子大，温酒吞五七丸。

通仙丸

花麦、大黄等分丸药。

牛膝散 《良方》

治月水不利，脐腹作痛，或少腹引腰，气攻胸膈。牛膝、桂、芍、桃仁、延胡索、归、牡丹各一两，木香二钱。上为末，每服一钱，温酒调下。或每服三五钱，水煎。

红蓝花酒

先生曰："胞衣不出，及产后遍身痛者，亦佳。"

地黄煎丸

治月经不通，脐下坚结，大如杯盘，发热往来，下利羸瘦，此为血瘕。《千金》。生地黄三十斤，取汁、干漆一斤，为末。上二味，以漆末，内地黄汁中，微火煎，令可丸。每服酒下，如梧子大，三丸，不知加之，常以食后服。《纪闻》云："此方干血劳用之。"

羽泽散

治带下方。白矾、杏仁、甘各二分，丁子、冰片各一分。上五味为末，薄绢袋盛，以纳阴中。坐卧任意，但禁奔走。三日一换之，以愈为度。

独参汤

治血崩及诸失血，危急者。人参二钱。上以水一合，煮取五勺。温服不知，服至数剂。盖暴崩危急之际，非少少药汁之所可得而救活矣。庸医不辨，仅用人参五分或一钱，以望其生。宜哉其不得功。

栝楼根汤

栝楼根、栝楼仁、百合、知母、薏苡、柴、苓、甘。上八味。

乌茜丸

乌贼鱼骨四两、茜根一两。上二味为末，雀卵清丸，小豆大。每五丸或十丸，白汤送下。亡血劳病用之。

蒲公英汤 民间方

蒲公英茎、叶、花并用，一钱六分、薯蓣七分、归酒制，一钱、水莎五分、牡丹二分。上五味，以水三合，煮取二合。其滓再以水三合，煮取一合，一日服尽。试令男子服之，亦觉乳房起胀矣。

治乳肿痛方

紫花地丁捣绞汁，涂乳上。

五物红花汤

甘、连、大黄、郁金、红花。上五味。

五香汤《外科精义》

毒气入腹，托里。若有异症，加减之。沉香、木香、丁香、乳香、麝香。上五味。先生曰："寒证者，宜用此方。"

山茧汤

山茧、红花、郁金。上三味，或择加三棱、莪术、木香、槟榔、大黄、甘草、丁子类。

有不乳、小便难者。用乳汁四合，葱白一寸，煎三沸灌之。

金花散

自梅花无尽藏来。连钱草、红花、大黄、连翘、藿香、升麻各二钱，沉香、槟榔、郁金、乳香、木香各一钱。上十一味为末，和胶饴多用效。治小儿头疮，世称胃疮者，大效。又，治胎毒，一身发疮疥。

茱萸连汤

治吐乳。吴茱萸、黄连、生姜等分也。

炒米煎　犀角消毒饮

治丹毒，壮热狂躁，睡卧不安。荆、防各一钱，犀角、甘各五分，牛蒡四钱，微炒。如无犀角，代升麻，或加芩、连、石膏。

生地黄汤《千金》

治小儿寒热进退，啼呼腹痛方。生地、桂心。上二味。

龙胆汤

治婴孩寒热，四肢掣搦，吐呎客忤，诸惊痫方。龙胆、钩藤、芍、柴、甘、大黄。上六味。

乌蝎散

既为慢惊，外无八候，但吐泻不止者。参、术、茯苓、甘、川乌头、全蝎、南星、姜、枣各一分。水煎。

八神汤《千金》

治心腹痞满，萎黄瘦瘠，四肢痿躄。芍、柴各三分，大黄、参各一分半，干姜、甘各一分，鳖甲、茯各二分半。上八味。《外台》有黄芪，无大黄。

毓婴丸　治疳方

大嘴鸟去嘴、爪，烧黑，四钱、鳗鱼胆烧黑，一钱、黄柏五钱、熏陆二钱。上四味糊丸。

芍药四物解肌汤《外台》

升麻、葛根、芍、芩。上四味。

顺逆汤

归、芍、芩、连、甘、桔、连翘、黄芪、生姜。九味。

钱氏独圣散

治痘疮，倒靥陷伏。用川山甲，取前足嘴上者，烧存性，为末。每服四五分，以米汤入，少酒服之，或紫草汤亦可。

手捻散

治当靥时，腹痛不靥，其痛著在中脘，乃热毒凝滞，瘀血作痛也。牛蒡、芎、桃仁、大黄各五分，红花四分，桂二分半。上六味。

先生曰："诸疮毒，腹痛者，屡验。"

连翘去麻黄汤

治结痂后，毒犹盛者。

独参汤

治跌扑伤损，或金疮，出血过多，昏沉不醒者。

鸡鸣散

治坠压伤损，瘀血凝积，痛不可忍。大黄、杏仁各二钱二分。上二味，临卧温服，饮酒醉为度。

接骨木汤 龟井

接骨木、归、芎、芍、地、泽泻、沉香、大黄。上八味。

治打扑折伤方

活鲫鱼小者佳。上研如膏，内白砂糖和匀，敷患所，汁出而愈。骨损者，尤效。

葱熨法

治跌扑伤损。用葱白切细，杵烂炒热，敷患处。

如冷易之，肿痛即止，神效。

甘草解毒汤

甘草、忍冬、白矾。上三味，以水二合，煮取一合。猘犬咬伤，加马钱子、鸡冠石，煎成内铁酱，水少许，温服。兼灸之，数十日。甚者，并用宽中丸，频频下之。尝治数十人，莫一误者。其他诸虫兽毒，皆能解之。此方越前奥村翁所立，而适所翁传之。

狗咬伤

杏仁、甘草口嚼，搭伤处。又，宜银杏涂伤处。

四顺清凉饮 《正宗》

治汤泼火烧，热极逼毒入里，或外被凉水，火毒内攻，致生烦躁，内热口干，大便秘实者。翘、芍、羌、归、甘、防风、栀各一钱，大黄二钱，灯芯水煎。

三白散

以香油调敷。

六物解毒汤

土茯苓、忍冬、通草各一钱，芎五分，大黄三分，甘一分。

四物解毒汤

银花一钱，戬菜、芎各五分，大黄三分。

土萆薢汤

治杨梅疮及瘰疬、咽喉恶疮、痈漏溃烂、筋骨拘挛、疼痛，皆妙《景岳》。用土萆薢即土茯苓二二两，以水三钟，煎二钟。不拘时，徐徐服之。若患久或服攻击之剂，致伤脾胃气血等症。以此一味为主，加对证之药，无不神效。

葳蕤汤

葳蕤二钱，归、芎、连、通草各一钱五分，甘五分，仙遗粮二十五钱。上七味，以水一升四合，煮取七合，一日服尽。若病重者，用土茯苓五十钱，水率亦准之。骨痛或有上逆候，耳鸣，目生赤脉等症，用之。

桔梗解毒汤

疗结毒咽喉，口、舌、唇、鼻破坏，声哑或成瘰疬者方。仙遗粮八钱或十钱、二十钱至五十钱，桔梗一钱，甘、芎、芍各三分，芪、大黄各二分。上七味，以水五合，煮取三合。渣以五合，再煮取二合半，一日服尽。禁茶、酒、肉、面、青菜。一切结毒诸症，无名肿毒，腐败，经年不瘥者，皆效。

威灵仙汤

归、芎、芍、栀、术、甘、大黄、牛膝、杜仲、龙胆、防风、威灵仙各五分，赤龙皮一钱五分。上十三味，浸酒一夜。以土茯苓一斤，分为十二，以其一合。前药，以水二碗，煮取一碗。渣再以水三碗，煮取一碗，一日服尽。

— 221 —

芎黄汤

芎、大黄、荆芥、防风。上四味。

熏洗方

治下疳疮、梅疮。《秘录方》今呼银花煎。苦辛、川椒、金银花各两许。上三味，用水三四碗，煎数沸。先熏后洗疮口，拭干，用三白散掺之。

三白散

海牡蛎煅、葛粉、果蠃。上三味末敷。

芪归汤 《梅疮秘录》

便毒疳疮或发际生疮，梳下，薄靥如麸。或手足、肌肤红点如斑，隐肉，当服此方。使正气足而邪自除也。参、芪、芎、甘各一钱，归二钱，忍冬花、防己各一钱五分，升麻、防风、川山甲各八分，生姜。上十一味。

玄龟丹

治远年近日，杨梅结毒，筋骨疼痛，日久腐烂，臭败不堪闻。或咽喉、唇、鼻破坏，诸药不效者，妙也。龟板放炭火上炙焦，用新安酒浆浓笔蘸浆涂上；反复炙、涂三次，以焦黄为末，二两，石决明用九孔大者煅红，童便内渍一次，朱砂明亮者，各末二钱。共再碾极细，烂米饭为丸，麻子大，每服一钱。量病上下，食前后筋骨疼痛，酒下。腐烂者，土茯苓汤下。至重者四十日而愈。一本作朱砂六钱。

十全丸

芎、芩、大黄、柏皮各五分，轻粉一钱半，朱砂一钱，连翘、苦辛、乌蛇、地骨皮各三钱。上十味，为末糊丸，梧子大，每服十五丸，白汤送下，日二夜一。

先生可用粉丸症，皆用此方。但下疳痛剧者，用梅肉丸。《纪闻》。

四顺汤 原名四顺清凉饮

治血热蕴结，壅滞不通，或一身尽热，或日晡肌热，或夜发热，皆血热也。归、芍、甘、大黄各等分。上四味。

治疳疮痛甚，血不已者方

杏仁、鸡子黄。上合研，涂患处。

罗不女牟土方

下疳渐渐侵蚀，不可遏止者，当以此洗。若不愈者，宜石垩汤。

石垩汤

石垩三十钱，滚汤一升，搅匀去渣不用、焰硝四钱、胆矾三分。上二味，投石垩汁中，温洗数次。若为水泡者，去胆矾加矾石一钱。

十味败毒汤

治疮疡焮痛，寒热脉紧有力。羌、桔、芎、枳实、柴、荆芥、防风、连翘、银花、甘、生姜。

凉膈散

治痈疡，热毒炽盛，大便秘结。

破棺丹会卿

治疮疡热极、汗多、大渴、便秘、谵语、发狂等，即调胃承气汤为丸者也。

凌冬饮

诸肿毒服之，未成者内消，已成者即溃。忍冬、芪各一钱五分，归三分，甘一分。上四味水煎，加酒更煎数沸，温服。消渴后，服此药，预防发痈。

梓叶汤

治痈疽及一切肿毒方。梓叶二钱，忍冬一钱，甘草五分。上三味。一无忍冬，有通草，或加皂角刺。

樱皮汤

治痈肿、疔疽、诸肿毒方。樱皮五钱、桃仁二钱、赤龙皮五钱。上三味，以水一升，煮取七合，顿服。

针灸法

凡暴死者，多是疔毒，急用灯照遍身。若有小疮，即是其毒，宜急施针灸。

夏枯草汤

治瘰疬已溃、未溃方。夏枯草二钱，甘草二分。上二味，或加翘、芎、大黄，又明眼目。

瞿麦汤张洁古

治项边马刀方。翘、瞿麦、大黄、甘。上四味，食后热服十余日后，灸临泣穴二七日。六十日绝效。

浮萍散

治诸风癣、疥癞疮。浮萍、归、芎、芍、甘、荆芥、麻黄各等分。七味，温服出汗。

苦参汤

遍身痒痛，诸药不效，久而如痂疠者。苦参三钱。上一味。按：葛洪破棺散方，以此物，酒煮服。

四顺汤

干疥瘙痒，皮枯屑起，便秘者。

浴汤方

忍冬、防风、枳实各十六钱，荆芥、汤花各二十五钱，淡竹叶三百枚，盐一升。上七味熬，盛袋煎浴，凡七八日得愈。

杨梅皮汤

治鐮疮方。杨梅皮一钱，桔梗、茯苓、甘各五分。上四味，初日以水一合一勺，煮取一合。二日以一合二勺，煮取一合。三日以一合三勺，煮取一合。四日以一合四勺，煮取一合。五日以一合五勺，煮取一合。

以此为一剂。大凡三剂得愈。如毒深者，服至五六剂。

萍汤

治恶疾遍身生疮，浴浸半日，大效。《本草》。

通天散

大黄、皂角刺各十钱，牵牛子、反鼻各六钱，郁金五钱。上五味，为末，每服五分或一钱，酒下，日二夜三。梅毒似癞眉毛脱者，又久淋因毒者，用之。

辨附子瞑眩与中毒

门人稻良节，问附子之用法于余。答曰："夫乌、附之为性也，猛烈也。用之有瞑眩而愈者，有不瞑眩而愈者，有徒中毒者。'乌头桂枝汤'条云：'其知者如醉状，得吐者，为中病也。'又，'桂枝附子去桂加术汤'条云：'如冒状者'。此瞑眩而愈者也。又，用之其病顿愈，气宇快然者，是无瞑眩而愈也。又，用之其病须臾增剧，发头痛眩晕，或身体不仁，或发热上逆，呕吐等症者，中其毒也，速止附子。"复问："瞑眩而吐者，与中毒而吐者，何以辨之？"答曰："瞑眩而吐者，其病愈而后吐也；中毒而吐者，其病增剧而吐，是其别也。凡病用附子即愈，心气爽快者，为方证相对也。""外科疗结毒与为动其痼毒，自有径庭。然则附子之症候如何？"答曰："仲景云'无热恶寒者'，又真武汤证曰'腹痛下利'，附子汤证曰'口中和'。由是考之，无热恶寒，大便滑或溏，口中和者，可以为附子准的矣。凡大便秘结者，不中用之。只冷秘之症，用附子而大便快通，是冬节薄衣之人或妇人月事之时，一身冰冷，少腹痛者多有此症，然百人中一人耳。又，痛风一症，用附子不数日则无功者，若大便难者，宜兼用大黄剂。又有久服附子而患眼疾者，速止附子。不然恐后有致失明者矣。慎诸慎诸！"

跋

　　汉·张仲景氏之书，具悉治病之方法矣。然学而不精，泥而不通，则误治者亦不少也。麓山中川先生，家世轩岐，尝博撮古今之良方，有合于仲景氏之旨意者。躬亲经验者多年，久之编一书成，名曰《证治摘要》，以授之子弟。虽然医者，意也。善得其意，不胶于法；善通其变，而不误于治。则先生之所深望于子弟也夫。

　　　　　　　　　　元治甲子岁冬十二月
　　　　　　　　　门人肥后支藩大村守约识

图书在版编目（CIP）数据

证治摘要／刘星主编．—太原：山西科学技术出版社，2023.4

ISBN 978 - 7 - 5377 - 6251 - 9

Ⅰ. ①证… Ⅱ. ①刘… Ⅲ. ①常见病—诊疗—日本 Ⅳ. ①R79

中国版本图书馆 CIP 数据核字（2023）第 047911 号

证治摘要

出　版　人	阎文凯	
主　　　编	刘　星	
著　　　者	中川成章	
责 任 编 辑	张延河	
封 面 设 计	吕雁军	

出 版 发 行　山西出版传媒集团·山西科学技术出版社
　　　　　　地址　太原市建设南路 21 号　邮编　030012
编 辑 部 电 话　0351 - 4922135
发 行 电 话　0351 - 4922121
经　　　销　各地新华书店
印　　　刷　山西人民印刷有限责任公司

开　　　本　890mm×1240mm　　　1/32
印　　　张　7.75
字　　　数　143 千字
版　　　次　2023 年 4 月第 1 版
印　　　次　2023 年 4 月山西第 1 次印刷

书　　　号　ISBN 978 - 7 - 5377 - 6251 - 9
定　　　价　38.00 元